KARIN PROBST
CORNELIA MATTHIAS

ISS DICH SCHÖN!

Alles über gesundes Essen und
eine ausgewogene Ernährung

KARIN PROBST
CORNELIA MATTHIAS

ISS DICH SCHÖN!

Alles über gesundes Essen und
eine ausgewogene Ernährung

KLOPP · HAMBURG

© Erika Klopp Verlag GmbH, Hamburg 2009
Alle Rechte vorbehalten
Einband und Reihengestaltung: Kerstin Schürmann, formlabor
Farbige Illustrationen von Yayo Kawamura
Fotos von Claus Troendle
Reproduktion: Die Litho, Hamburg
Druck und Bindung: Offizin Andersen Nexö, Leipzig
Printed in Germany 2009
ISBN 978-3-7817-1626-1

www.erika-klopp.de

INHALT

Kapitel 3
SPIELEND ZUM TRAUMGEWICHT

Kapitel 4
SCHLANK OHNE DIÄT –
DEIN SPEISEPLAN FÜR EINE TOLLE FIGUR!

Kapitel 5

FIGURFALLEN

Kapitel 6
PIMP YOUR BODY!

Kapitel 7
ABNEHM-PANNEN

Kapitel 8
EXPRESS YOURSELF! – TIPPS FÜR SELBSTBEWUSSTSEIN & AUSSTRAHLUNG

Kapitel 9
KURVENSTARS

VORWORT

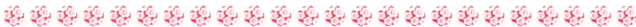

Abnehmen mit Köpfchen!

Essen und trotzdem abnehmen. Geht nicht? Doch!
Dieser Ratgeber richtet sich an Mädchen, die auf gesunde Weise ein paar
Pfunde zu viel loswerden wollen. Darum findest du hier auch keine Diätplä-
ne, die den Magen knurren lassen, sondern ein ausgeklügeltes Ernährungsprogramm mit den leckersten Rezepten und vielen tollen Tipps.
Das Besondere: Du kannst essen, was dir schmeckt, was dich satt macht, und
so wirst du ohne Hungern schlank!

Wir informieren dich auch über wichtige Nährstoffe, Vitamine und Mineralien, die deine Gesundheit erhalten und auch noch wunderbare Schön-
macher sind, z. B. für eine tolle Haut, feste Nägel oder glänzende Haare.

Du lernst, schlechte Essgewohnheiten umzustellen, und bekommst eine
Menge Tipps, die dich bei deinem »Abnehm-Vorhaben« unterstützen und
dir das Durchhalten leicht machen.
Wir zeigen dir, wie du für dein neues Ernährungsprogramm positive Lebensmittel von negativen unterscheidest, wie du versteckte Dickmacher erkennen,
wie du mit Kalorienfallen umgehen und wie du kleinen Verführern stand-
halten kannst.

Weil wir wissen, dass sich mollige Mädchen nicht immer ganz wohl in ihrer
Haut fühlen und gerne etwas selbstbewusster wären, verraten wir Psycho-
Tricks, wie man das Beste aus sich herausholen und eine super Ausstrahlung
bekommen kann.

In einem Figur-Ratgeber dürfen natürlich Sport-Tipps und Gym-Übungen
für Problemzonen nicht fehlen. Auch die findest du hier!

Überflüssige Pfunde verschwinden natürlich nicht von heute auf morgen. Gut, wenn man seine Kurven mit vorteilhafter Mode, Schminke und Frisur zu kaschieren weiß. Unsere ausführliche Styling-Beratung wird dir darum bestimmt gefallen.

Schlanksein allein macht nicht glücklich. Im letzten Kapitel dieses Buches wirst du erfahren, was es mit der Mager-Manie der Models und Stars auf sich hat und wie gefährlich es sein kann, sich mit diesen Ausnahmeerscheinungen messen zu wollen. Wir erklären dir genau, wie es zu Essstörungen kommt und was das für die Betroffenen bedeutet.

Das Wichtigste steckt in der Buchmitte: Dein »Iss dich schön«-Kartenspiel! Mit diesen Karten wirst du dich immer richtig ernähren. Du kannst dir spielend deinen persönlichen Schlankmacher-Speiseplan zusammenstellen, und das Beste:
Wenn du dich eine Zeit lang daran gehalten hast, greifst du ganz automatisch zu den richtigen Lebensmitteln. Auf diese Weise wirst du dein neues Gewicht halten können und bleibst für immer schlank!

Jetzt geht's mit dem gesunden Abnehmen los!
Viel Erfolg und guten Appetit

wünschen dir

Karin Probst und Cornelia Matthias

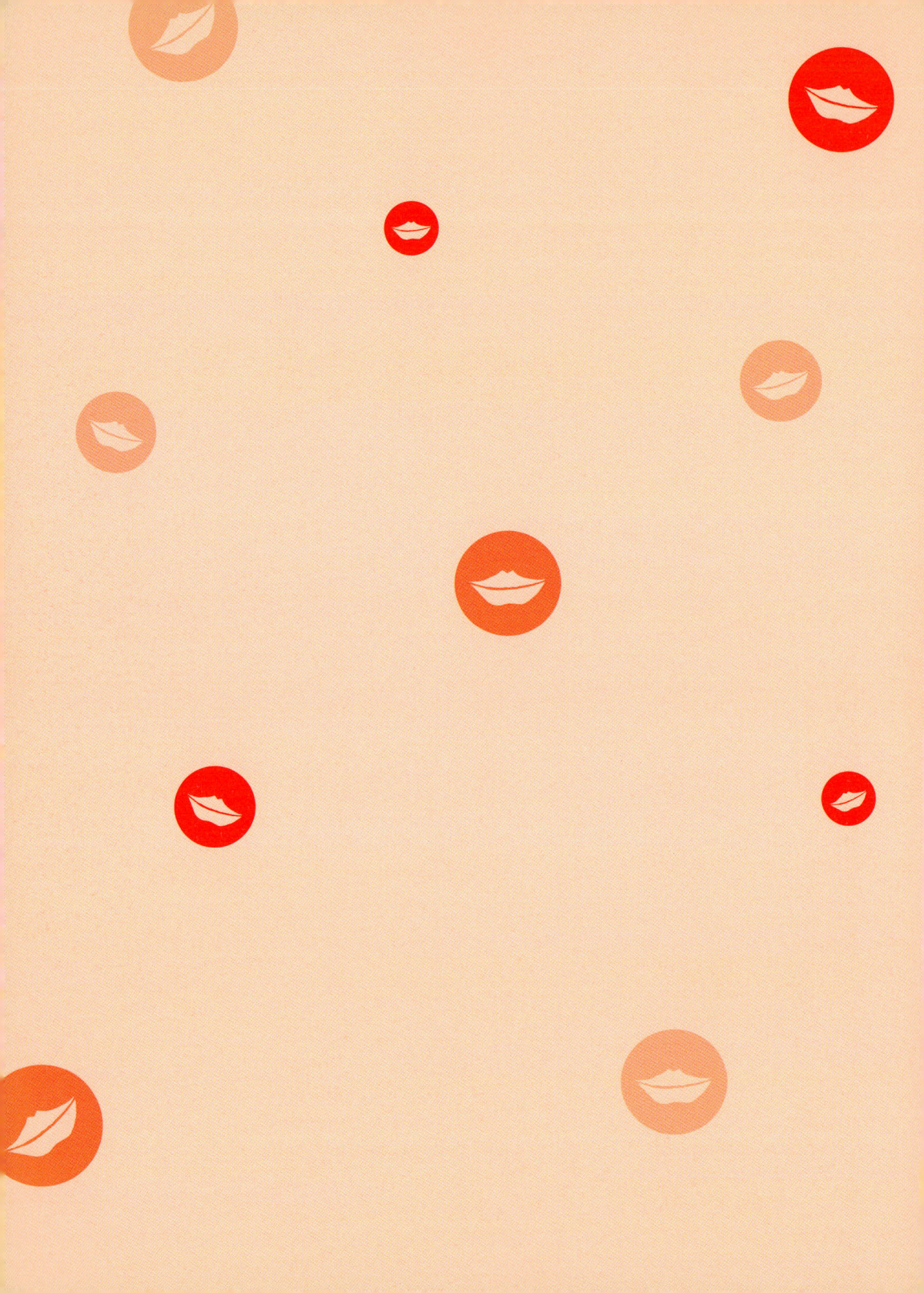

Kapitel 1

HILFE, ICH BIN ZU DICK!

Hilfe, ich bin zu dick!

Stress mit der Figur? Da bist du nicht allein! Jedes vierte Mädchen leidet heute unter Übergewicht. Mal sind es nur zwei, drei Kilo, mal aber auch ein paar mehr. Gründe, die den Zeiger der Waage nach oben schlagen lassen, können neben übermäßigem Essen genetische Veranlagung, zu wenig Bewegung, aber auch psychologische Probleme sein. Denn viele Mädchen versuchen, Frust, Langeweile, Ärger in der Schule oder in der Familie durch Essen zu bewältigen. Ist man schlecht drauf, so ist der Griff zu einem zweiten oder dritten Stück Kuchen nur allzu verführerisch. Doch mit Essen kann man keine Probleme lösen, sondern schafft sich nur neue. Denn das gedankenlose »In-sich-Hineinstopfen« bleibt nicht ungestraft. Immer dickere Röllchen setzen sich an Hüfte, Po und Oberschenkeln fest. Falls du denkst, »die paar Kilos kriegst du mit einer Diät wieder runter«, müssen wir dich enttäuschen.

Drei Pfund los in drei Tagen mit einer Kohlsuppen-Diät!

Abnehmen wie die Stars: Hollywood-Diät.

IN SECHS WOCHEN ZUR TRAUMFIGUR!

SCHLANK OHNE PROBLEME MIT NUDEL-DIÄT!

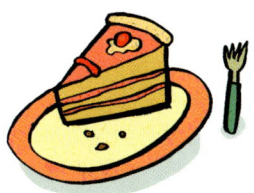
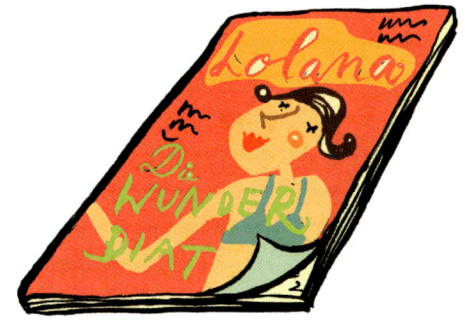

DIÄT? AB SOFORT TABU!

Das hört sich alles ganz toll an und es fällt schon schwer, solch verlockenden Schlagzeilen auf Plakatwänden, in Anzeigen oder in Werbespots nicht zu glauben. Aber: Diäten können gar nicht das halten, was sie versprechen, und sind zudem noch gesundheitsschädlich. Darum werden sie von Ärzten und Ernährungswissenschaftlern strikt abgelehnt. Bei allen Diäten gilt auch: Der Gewichtsverlust ist nur von kurzer Dauer. Schon bald hat man seine Kilos alle wieder drauf und meist kommt das eine oder andere Pfund sogar noch dazu.

❀ ❀ ❀ Was Frauenzeitschriften und Diät-Ratgeber gern verschweigen: Langfristig abzunehmen gelingt nur, wenn man ausgewogen isst und sein Essverhalten dauerhaft verändert! ❀ ❀ ❀

WARUM DIÄTEN SO ANGESAGT SIND

Diäten machen Hoffnung auf einen schnellen Erfolg. Jahr für Jahr – besonders im Frühling – werden neue Diät-Hits und neue Abnehm-Methoden erfunden. Alle versprechen, die Pölsterchen noch schneller und leichter zum Schmelzen zu bringen. Wer durchschaut, dass das alles nicht stimmt, hat Glück. Der ist dann auch meist ein für alle Mal von diesen Wunderkuren »geheilt«. Pech hat, wer in die Diätfalle tappt. Er wird alle diese angeblichen Erfolgsrezepte immer wieder ausprobieren und wird statt seiner überflüssigen Pfunde nur sein Geld los. Davon profitiert aber einzig und allein die Diät-Industrie, also die Zeitschriften, in denen man die Diäten findet, oder auch die Anbieter von Light- und Diät-Produkten!

WARUM DIÄTEN NICHTS BRINGEN

Hast du schon einmal versucht, eine Weile nur Suppe, nur Gemüse oder nur Salat zu essen? Dann weißt du ja, wie quälend das sein kann! Klar, am nächsten Morgen ist auf der Waage erst mal ein Erfolg sichtbar. Auch an den folgenden Tagen zeigt die Nadel immer ein bisschen weniger an. Zuerst wirkt das total motivierend. Doch mal ehrlich, wie lange hält man dieses einseitige Essen tatsächlich durch? Eine Woche? Zwei Wochen? Fakt ist: Weil die Nahrungs-aufnahme so eintönig ist, wird der Frust immer größer und der Heiß-hunger auf alles Verbotene auch. Irgendwann ist die Versuchung so groß, dass man ihr nicht mehr widerstehen kann, und es gibt kein Halten mehr. Dann hat man eine ganze Tüte Gummibärchen oder zwei Schokoriegel auf einmal in sich hineingestopft – trotz schlechten Gewissens –, und schnell ist alles wieder drauf, was man sich über Tage so mühsam

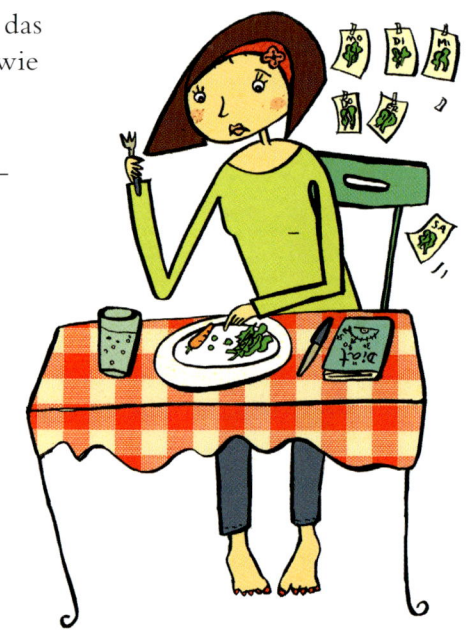

vom Munde abgespart hatte. Das Schlimmste: Misserfolge beim Abnehmen führen zur Unzufriedenheit mit sich selbst und das Selbstbewusstsein sinkt auf den Nullpunkt.

WARUM DIÄTEN SOGAR DICK MACHEN

Während einer Diät isst du mengenmäßig wesentlich weniger als sonst und lässt, je nach Diätplan, bestimmte Lebensmittel weg. Das lässt dich zunächst prima abnehmen. Weil aber dein Körper dadurch weniger Energie zugeführt bekommt, als er braucht, gerät er in Stress. Er glaubt, sich in einer »Hungers-not« zu befinden, und beginnt ein Notprogramm einzuleiten, um nicht noch mehr abzubauen. Er schaltet auf Sparbetrieb, drosselt den Energiever-brauch und kommt plötzlich sehr gut mit der verringerten Energie klar. Dieser Mechanismus, der schon seit Urzeiten den Menschen in Notzeiten zu überleben half, bedeutet aber, dass dein Körper sich auf die wenige Essenszufuhr einrichtet und trotz reduzierter Kalorienmenge immer weniger abnimmt. Du müsstest also immer weniger essen, um den gleichen Gewichtsverlust zu erreichen wie am Anfang deiner Diät.

Aber richtig heftig wird es, wenn du die Diät beendest. Dein Körper hat sparen gelernt und kommt mit viel weniger aus als vorher. Isst du wieder wie vor der Diät, nimmst du rasch zu. Fatalerweise stellt dein Körper seinen Sparbetrieb erst wieder ein, wenn alle Fettdepots aufgefüllt sind. Zu allem Übel legt er noch zusätzlich ein kleines Polster an, quasi als Reserve, um für die nächste Hungersnot noch besser gewappnet zu sein.

KILOS RAUF, KILOS RUNTER!

Dieses Phänomen, erst abnehmen, um dann das verloren gegangene Fettdepot schnellstens wieder zuzulegen, nennt man auch »Jo-Jo-Effekt«. Du kennst ja sicher ein Jo-Jo, das Kinderspielzeug. Das ständige Auf und Ab dieses Geschicklichkeitsspiels symbolisiert den unliebsamen Effekt einer Diät. Jeder Abnehmversuch durch eine Diät hat die Konsequenz, dass hinterher das Gewicht erneut hinaufgeht. Prominentes Opfer des Jo-Jo-Effektes war übrigens Kate Winslet. Sie hungerte sich dünn für den Film »Titanic«, um nach Drehschluss das Doppelte, nämlich satte 30 Kilo, zuzunehmen. Wichtig zu wissen: Wer hungert, um abzunehmen, kann den Jo-Jo-Effekt nicht verhindern!

WARUM DIÄTEN KRANK MACHEN

Hollywood-Kur, Crash-Diät, FdH – ganz egal, wie die Schlankheitskuren heißen, alle sind gleich gefährlich. Nicht nur, weil sie das Gegenteil von dem bewirken, was sie versprechen, wie du gerade lesen konntest. Sie können auch krank machen. Sitzt man nämlich in der Diätfalle und hat schon einige Achterbahnfahrten von Zu- und Abnahme hinter sich, kann der Stoffwechsel mächtig gestört sein. Ein panisches Gefühl, das einen bei jeder Mahlzeit beschleicht, kommt hinzu. Schon die kleinste Gewichtszunahme lässt einen ausflippen. Wenn sich also alles um das Gewicht zu drehen beginnt, ist die Gefahr groß, in eine richtige Essstörung wie Magersucht oder Bulimie hineinzurutschen (s. dazu auch unser Kapitel »Mager-Manie«). Ganz oft sind Diäten der Auslöser dafür. Wenn Essen oder Nichtessen, wenn Zu- oder Abnahme zum Lebensinhalt werden.

Wenn man an nichts anderes mehr denken und sich über nichts mehr freuen kann, ist das Risiko, krank zu werden, sehr hoch. Also, Hände weg von Diäten!

🔴 WAS IST EIGENTLICH DER STOFFWECHSEL?

»Wenn es ums Abnehmen geht, taucht immer das Wort *Stoffwechsel* auf. Ich habe keine Ahnung, was das ist!«

Du weißt, dein Körper braucht Energie, um funktionieren zu können. Unter Stoffwechsel versteht man die Umarbeitung von aufgenommener Nahrung in Energie. Ganz simpel ausgedrückt: Nahrungsstoff wechselt in Energie. Dieser »Verbrennungsprozess«, der in jeder einzelnen Zelle des Körpers stattfindet, wird von zwei Teilen des Gehirns gesteuert, der Hypophyse und dem Hypothalamus. Die Geschwindigkeit, also, ob du schnell oder langsam Nahrung zu Energie verbrennst, gibt die Schilddrüse vor. Diesen unglaublich komplizierten Vorgang haben die Wissenschaftler noch immer nicht ganz genau erforscht. Doch man weiß, dass es gute und schlechte »Nahrungsverbrenner« gibt und dass dies eine Sache der Vererbung ist.

DIE HÄUFIGSTEN DIÄTLÜGEN!

➡ **Futter die Hälfte.** FdH hält auf Dauer niemand durch, weil man ständig Hungergefühle hat. Und da der Körper mit dieser Diät auf Sparflamme läuft, ist der Jo-Jo-Effekt vorprogrammiert.

➡ **Dinner-Cancelling!** Klar, wer das Abendessen weglässt oder nach 17 Uhr nichts mehr isst, nimmt ab. Aber nur, wenn tagsüber nicht hemmungslos genascht wird.

➡ **Sportler können alles essen.** Auch wer Sport macht, kann nicht einfach alles essen. Allerdings verzeiht ein trainierter Körper kleine Sünden eher. Denn je mehr Muskeln aufgebaut werden, umso mehr Kalorien verbraucht der Körper.

➡ **Light-Produkte machen schlank.** Diese Lebensmittel haben zwar weniger Kalorien, dafür aber Zusätze wie Süßstoffe und spezielle Aromen, die den Appetit noch anregen.

➡ **Kartoffeln sind Kalorienbomben.** Von wegen. Nur als Pommes oder mit fetten Zutaten werden Kartoffeln zur Kaloriensünde.

KILO-KILLER? VON WEGEN!

SCHLANKHEITS-TABLETTEN & CO!

Oft werden auch Mittel beworben, die versprechen, ohne Diät die überflüssigen Kilos schwinden zu lassen. Auch hier gilt: Finger weg, sie sind

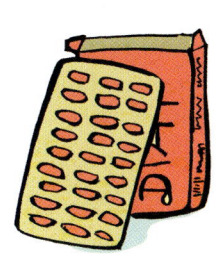

gefährlich. Denn wenn sie einen tatsächlich Gewicht
verlieren lassen, geht das nicht ohne schädliche
Nebenwirkungen. Eine Wunschfigur aus der Apotheke
gibt es nicht. Das kannst du vergessen! Genauso wie
bei Diäten kommt früher oder später das alte Gewicht
zurück oder du wiegst sogar noch mehr als vorher.
Am Ende hat man das Gefühl, ein hoffnungsloser Fall
zu sein, das ist nicht nur traurig, sondern auch verkehrt.

Darum hier zur Information eine Liste von angepriesenen »Wundermitteln
für die Traumfigur« und was sie bewirken sollen:

Schlankheits-Riegel & -Dragees enthalten nur Quellstoffe, die für ein Völle-
gefühl im Magen sorgen sollen. Sie gehören noch zur harmloseren Sorte der
Diätprodukte.

Ebenso harmlos sind auch **Schlankheits-Tees**, die lediglich etwas entwässernd
wirken, aber nicht die Fettdepots des Körpers angreifen können.

Schlankheits-Shakes, die täglich statt einer oder zwei Mahlzeiten getrunken
werden sollen, sind vor allem sehr teuer. Sie bestehen meist aus Algen oder
Cellulose, angereichert mit Eiweiß, Vitaminen
und Geschmacksverstärkern.

Nicht ungefährlich sind dagegen **Schlankheits-
Pillen**, die die Fettaufnahme reduzieren
sollen. Sie können Störungen im Magen-Darm-
Trakt bewirken.

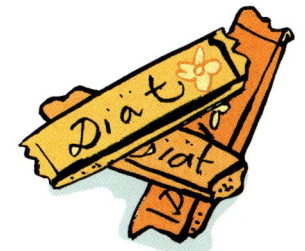

Wirklich gefährlich können **Appetitzügler** werden.
Man bekommt sie in Form von Pillen und Tees.
Sie wirken auf das Hunger-Satt-Zentrum im
Gehirn und stören damit den gesamten Stoff-
wechsel. Im Leistungssport gelten Appetitzügler sogar als Dopingmittel.
Wie alle Mittel dieser Art besitzen sie neben der Suchtgefahr auch andere
enorm riskante Nebenwirkungen, zum Beispiel auf das Herz, auf den
Blutdruck oder auf die Psyche.

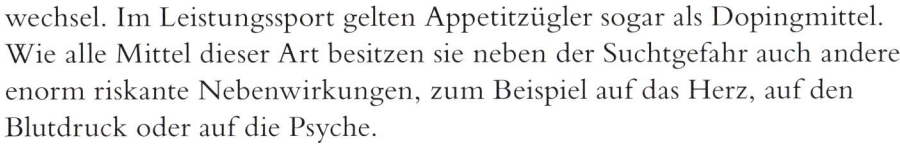

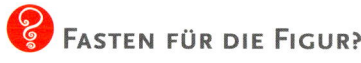 ## FASTEN FÜR DIE FIGUR?

»Ich habe gehört, dass man durch Fasten für immer schlank werden kann, stimmt das?«

Dauerhaft schlank wird man durch Fasten nicht! Wie bei einer Diät ist das verlorene Gewicht hinterher schnell wieder drauf. Außerdem hat die Radikalkur ihre Tücken. Bei längerem Fasten kommt es zu Stoffwechselstörungen und die Muskeln verlieren Substanz, deswegen sollte man nicht ohne die Unterstützung eines Arztes fasten und nicht, wenn man dauerhaft abnehmen will.

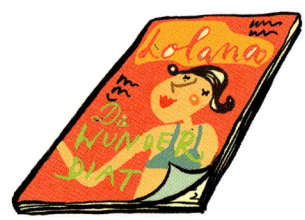

PUBERTÄT UND DIÄT

Dass Menschen sich Schritt für Schritt entwickeln, ist keine Neuigkeit. Dennoch wird diese Tatsache oft vergessen. Du hast die ersten Entwicklungsschritte – vom Baby zum Kindergartenkind, vom Schulkind zum Teenager – bereits hinter dir. Wahrscheinlich hast du auch schon deine Periode, du fühlst dich als Frau und somit eigentlich schon »ausgewachsen«. Doch aus medizinischer Sicht bist du noch in der Entwicklung. Das heißt, sowohl dein Wachstum als auch deine hormonelle und neurologische Entwicklung sind noch nicht beendet.

Die Pubertät kann sich bis zum 25. Lebensjahr hinziehen, wusstest du das? Erst dann ist dein Körper wirklich erwachsen. Das bedeutet aber auch, dass radikale Eingriffe in den Stoffwechsel, wie sie durch eine oder gar mehrere Diäten passieren, große Schäden anrichten können. Die körperliche Entwicklung kann massiv gestört werden, ganz abgesehen von den psychischen Folgen. Ein weiterer schwerwiegender Grund, warum Diäten für dich tabu sein sollten.

IDEALGEWICHT, GIBT'S DAS ÜBERHAUPT?

JEDER MENSCH IST ANDERS

Nein, es gibt kein Idealgewicht! Wie es keine ideale Schuhgröße und keine ideale Augenfarbe gibt, so gibt es auch kein genormtes Idealgewicht. Es gibt nur Modeerscheinungen und das, was die Menschen dann als »Ideal« betrachten. Sieh dir doch mal andere Kulturen an. Bei den Naturvölkern in Neuguinea gelten üppige Frauen als besonders fruchtbar und werden von allen verehrt. Oder guck dir im Kunstmuseum mal die Gemälde der alten Meister an. Zur Zeit des Barock, zum Beispiel, liebte man ausladende Hinterteile, breite Rücken und kräftige Schenkel. In den Fünfzigern war Marilyn Monroe mit Kleidergröße 42 ein Schönheitssymbol und wenige Jahre später, in den Sechzigern, wurde Bohnenstange Twiggy zum Beauty-Idol. Was also bei einem Frauenkörper als schön gilt, wandelt sich immer wieder. Es hängt vom Geschmack der Zeit und dem Land ab, in dem man lebt.

DAS IST DRAN AM BMI

Willst du überprüfen, ob dein Gewicht okay ist, dann kannst das mithilfe des BMI (Body-Mass-Index) tun. Er berechnet sich so:

Das Gewicht eines Menschen in Kilogramm geteilt durch seine mit sich selbst multiplizierte Körpergröße in Metern.
Beispiel: 55 kg : (1,54 m · 1,54 m) = 23,9 (normal).
Aber du musst wissen, dass der normale BMI erst ab 19 Jahren gültig ist.

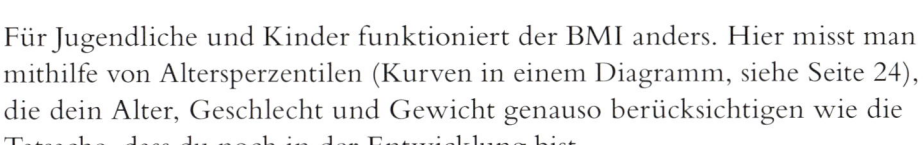

Hier gelten:
Werte unter 19 deuten auf Untergewicht hin.
Werte von 19 bis 24,9 bedeuten Normalgewicht.
Werte von 25,0 bis 29,9 sagen leichtes Übergewicht aus.
Werte von 30,0 und mehr besagen starkes Übergewicht.

Für Jugendliche und Kinder funktioniert der BMI anders. Hier misst man mithilfe von Altersperzentilen (Kurven in einem Diagramm, siehe Seite 24), die dein Alter, Geschlecht und Gewicht genauso berücksichtigen wie die Tatsache, dass du noch in der Entwicklung bist.

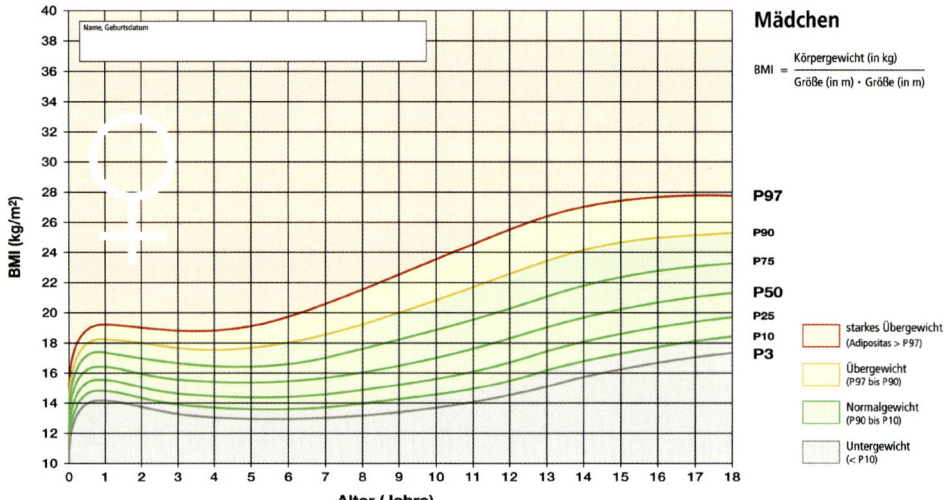

Bist du also unter 19 Jahren und willst deinen BMI wissen, dann kannst du ihn unter: www.erika-klopp.de/bmi ausrechnen lassen. Klicke einfach auf den BMI-Rechner, gebe dein Alter, Geschlecht, Gewicht und deine Größe ein und es wird auf der von uns abgebildeten Tabelle eine Position sichtbar. Außerdem findest du auf dieser Website noch viele Tipps und Hinweise. Das Stöbern lohnt sich!

Damit du dich etwas leichter orientieren kannst, hier noch eine Tabelle, die dir zeigt, ab wann man überhaupt von Übergewicht spricht.

Man gilt als übergewichtig:
im Alter von 12 mit einem BMI ab 22,5
im Alter von 13 mit einem BMI ab 23,3
im Alter von 14 mit einem BMI ab 24,1
im Alter von 15 mit einem BMI ab 24,6
im Alter von 16 mit einem BMI ab 24,9
im Alter von 17 mit einem BMI ab 25,1
im Alter von 18 mit einem BMI ab 25,3

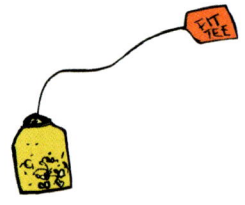

BODY-MASS-INDEX

Der Body-Mass-Index, kurz BMI genannt, wurde von einem belgischen Mathematiker im 19. Jahrhundert entwickelt und ist nur ein Richtwert. Er berechnet das Gewicht in Bezug auf die Größe. Individuelle Werte allerdings, wie Knochenbau oder in welchem Verhältnis Fett zum Muskelgewebe steht, kann er nicht berücksichtigen.

Bekannt wurde der BMI durch amerikanische Lebensversicherer, die darin eine gute Methode sahen, die gesundheitlichen Risiken durch Übergewicht besser einschätzen zu können. Später wurde der BMI von Ärzten und den Gesundheitsorganisationen international übernommen.

 DICKER TROTZ GLEICHEM ESSEN, WIE KOMMT DAS?

»Ich passe in meine alte Jeans nicht mehr rein, obwohl ich genau das Gleiche esse wie sonst!«

Vielleicht bist du gar nicht dicker geworden, sondern dein Körper hat nur weiblichere Formen angenommen. Eventuell kommst du in deine alte Jeans nicht mehr rein, weil dein Becken etwas breiter geworden ist. Das ist eine natürliche Entwicklung des weiblichen Körpers, damit er dort einmal Platz für ein heranwachsendes Baby bieten kann. Eine rundere Körperform bedeutet im Normalfall nicht, dass man dicker geworden ist!

SCHWER IN FORM!

WANN SPRICHT MAN VON ÜBERGEWICHT?

Die Hosen kneifen, man kommt schnell außer Atem, fährt lieber mit dem Aufzug, als die Treppe zu nehmen, und gerät schneller ins Schwitzen. Übergewicht ist immer das Ergebnis eines Ungleichgewichtes zwischen Energiezufuhr und Energieverbrauch. Führt man dem Körper mehr Energie zu (durch Nahrung), als er eigentlich braucht, dann verwandelt er dieses Zuviel in körpereigenes Fett und speichert es an Hüfte, Po und Oberschenkeln, ab.

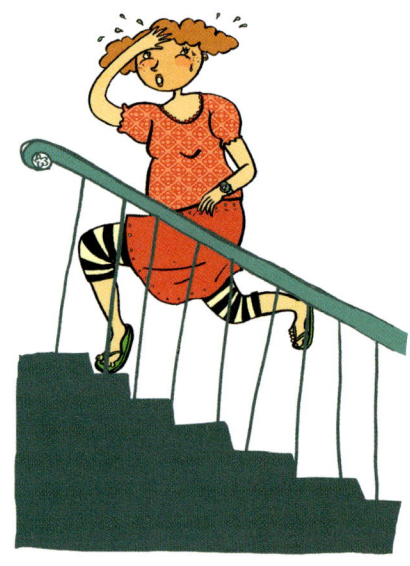

Wer zu viele Kilos mit sich herumträgt, weiß das meist. Dennoch fällt es einem manchmal schwer, sich selbst richtig zu beurteilen. Deshalb sollte man sich genauer informieren, ob man übergewichtig ist und wie hoch das Übergewicht ist. Der Body-Mass-Index (siehe oben) kann eine erste Hilfe sein, um das herauszufinden. Ergibt dein BMI-Check ein starkes Übergewicht, solltest du unbedingt auch noch einen Arzt um Rat fragen, am besten deinen Hausarzt. Er kennt dich in der Regel schon mehrere Jahre, weiß, in welcher Entwicklungsphase du gerade steckst, ob du noch viel oder nur noch wenig wachsen wirst. Er kennt auch deine Eltern und kann sich daher ein Bild von deiner genetischen (erblichen) Herkunft und von einer möglichen Veranlagung machen.

 WEISST DU, WAS ADIPOSITAS IST?

Das bedeutet Fettsucht oder auch Fettleibigkeit und bezeichnet ein starkes Übergewicht durch zu viel abgespeichertes Körperfett. Die Ursachen können genetisch bedingt sein, also vererbte Anlagen, aber auch falsche Ernährung, zu wenig Bewegung oder psychische Probleme sein. Meist ist es eine Mischung aus mehreren dieser Faktoren. Mögliche Folgen sind Herz-Kreislauf-Erkrankungen, Diabetes und irreparable Gelenkschäden.

 WIRKE ICH UNSYMPATHISCH, WEIL ICH DICK BIN?

»Einige aus meiner Klasse lehnen mich ab. Dicksein macht unsympathisch, stimmt's?«

Moment mal, Dünnsein heißt nicht, dass du automatisch beliebt bist und bei allem, was du tust, Erfolg hast. Also begehe nicht den Fehler, den viele mollige Mädchen machen, und setze Schlankheit mit gutem Aussehen und großer Beliebtheit gleich. Sieh dir doch die anderen Mädchen mal etwas genauer an. Einige sind größer, andere sogar pummeliger, manche blonder oder lockiger, ein paar x-beiniger als du, andere wieder langbeiniger. Jede ist anders und keine ist perfekt. Auch Mädchen, die du beneidest, haben ihre Schwachstellen. Reagiere nicht übersensibel und erwarte nicht gleich, dass du abgelehnt wirst, nur weil du etwas dicker bist. Zieh dich nicht in dein Schneckenhaus zurück, sondern gehe offen auf Leute zu, dann ist schon mal viel gewonnen.

DU HAST EINEN TRAUM ...

...einmal schlank zu sein und alles anziehen zu können, was »in« ist.

...nach Lust und Laune shoppen gehen, ohne die mitleidigen Blicke von Verkäuferinnen zu ernten.

...mal aus dem Vollen schöpfen zu können bei Röhrenjeans und bauchfreien Tops, bei Bikinis und Minis.

...du machst überall eine Topfigur und an dir sieht alles perfekt aus. Egal, ob in der Disco, beim Sport oder am Strand.

Diese Träume lassen sich verwirklichen. Aber nicht mit einer Diät. Es gibt einen viel besseren Weg, schlank zu werden und dabei gesund zu bleiben. Den werden wir dir jetzt verraten.

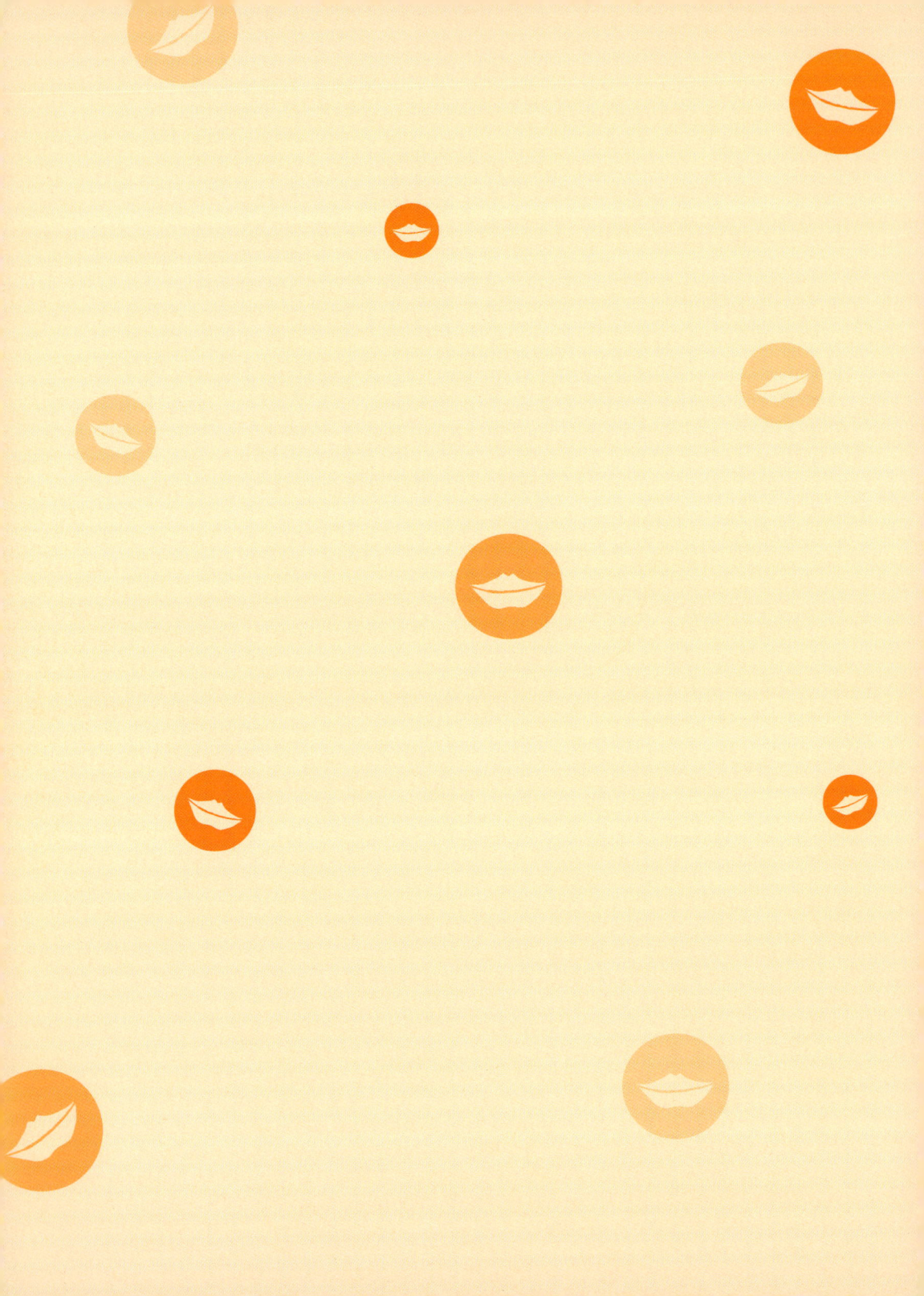

Kapitel 2

ABNEHMEN MIT KÖPFCHEN

ABNEHMEN MIT KÖPFCHEN

Ein alter Spruch besagt: Abnehmen beginnt im Kopf. Wie wahr! Würde es tatsächlich eine Wunderkur fürs Schlankwerden geben, dann wäre das Problem Übergewicht weltweit nicht größer, sondern kleiner geworden. Logisch, oder? Was du also statt einer Diät tun solltest, ist, ein besseres Ernährungsprogramm einzustudieren und dieses Programm in deinem Kopf abzuspeichern. Hast du es einmal intus, wirst du es nie mehr vergessen. Das Tolle ist, du nimmst damit nicht nur ab, sondern bleibst damit auch schlank – und das für immer.

Aber wie bekommst du dieses neue Programm in deinen Kopf? Und wie bleibt es auch da? Dazu gibt es hier nun jede Menge Tipps – vom richtigen Einstieg bis zur erfolgreichen Umsetzung!

ERFOLGSSTRATEGIEN

RICHTIG EINSTEIGEN!

Aber bevor du dieses Ernährungsprogramm startest, solltest du zuallererst feststellen, wie groß dein Gewichtsproblem überhaupt ist. Sei ehrlich zu dir selbst und versuche herauszufinden, ob du tatsächlich zu dick bist oder dich nicht nur zu dick fühlst (die BMI-Tabelle des ersten Kapitels kann dir dabei hilfreich sein). Besitzt du nämlich nur etwas »Babyspeck«, ist der nach deinem nächsten Wachstumsschub meist verschwunden. Fast jedes Mädchen ist der Meinung, zu dick zu sein, deswegen ist dieser Check sehr wichtig!

Ist dein Gewicht aber wirklich stark erhöht, heißt es handeln, und zwar so:

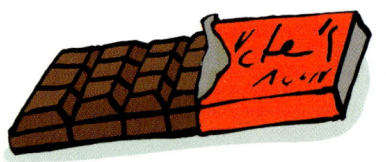

Als Erstes führst du eine Woche lang ein Ernährungsprotokoll und schreibst alles auf, was du isst und trinkst. Du notierst gewissenhaft täglich jede Mahlzeit. Natürlich auch die kleinen

»Zwischendurchs« und alle Getränke. Gehörst du zu den Mädchen, die gerne Cola, Fanta oder Säfte trinken? Wie steht es mit Spezi oder Apfelsaftschorle? Nach sieben Tagen hast du es schwarz auf weiß und wirst selbst sehen, was bei deiner Ernährung alles falsch läuft und dass da manches verändert werden muss. Kleiner Trick: Ganz oben auf deine Ernährungsliste kommt als kleiner Motivations-Kick, was du mit deiner Abnahme erreichen willst.

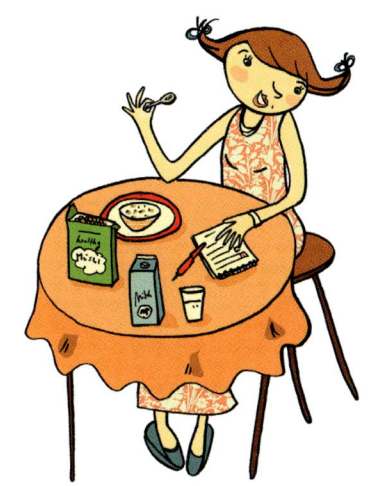

ERFOLGE FALLEN NICHT VOM HIMMEL!

Eines muss dir klar sein: Wenn du bei deiner Abnehm-Strategie wirklich erfolgreich sein willst, brauchst du Zeit, Geduld und einen festen Willen. Und nimm das mit der Ernährungsumstellung wörtlich. Nur die dauerhafte Umstellung deiner Ernährung, sprich die Veränderung dessen, was du bisher gegessen hast, wird dich ans Ziel bringen. Am Anfang macht das einem nicht immer so großen Spaß. Die Umstellung der Ernährung will gelernt sein. Es wird dir ein bisschen wie das Vokabelpauken in der Schule vorkommen. Aber so stolz, wie dich am Ende eine gute Zensur macht, so wird dich eine tolle Figur für deinen Einsatz belohnen.

MAN IST, WAS MAN ISST!

GUTE UND SCHLECHTE ANGEWOHNHEITEN

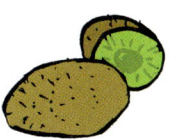

Wie wir uns ernähren, hängt natürlich sehr von den Lebensumständen ab, in denen wir aufwachsen.
Als Kinder essen wir ohnehin nur das, was uns unsere Eltern vorsetzen. Da entstehen nicht nur Vorlieben und Abneigungen, sondern auch so manche Gewohnheiten, denen wir uns gar nicht so bewusst sind.
Wann, wo und wie essen wir? Allein oder mit der Familie? Vor dem Fernseher oder schnell zwischendurch? Mit Genuss an einem schön gedeckten Tisch oder im Stehen, vielleicht sogar im Gehen?

Diese kleinen Gewohnheiten können unser Hunger- bzw. Sättigungsgefühl gut oder schlecht beeinflussen. Und damit auch unser Gewicht.

Wichtig zu wissen: Diese Gewohnheiten wurden wie »Lernprogramme« in unserem Gehirn abgespeichert. Wenn uns diese Programme, die bis jetzt unser Essverhalten steuerten, dick werden ließen, müssen wir sie durch neue Programme ersetzen.

ESSENS-CHECK

Darum teste doch gleich mal deine Essgewohnheiten.

Je genauer du deinen alten, sprich schlechten Gewohnheiten auf die Spur kommst, umso besser. Darum sei ehrlich bei der Beantwortung der Fragen und lies die anschließende Auflösung gut durch. Sie hilft dir, dein großes Vorhaben in Richtung Traumfigur zu meistern:

1. Ich nehme regelmäßige Mahlzeiten ein.   ☒ Ja   ☐ Nein

2. Ich esse oft zwischendurch.   ☒ Ja   ☒ Nein

3. Ich greife bei Hunger zu Schokolade.   ☒ Ja   ☒ Nein

4. Ich überlege mir, was ich esse.   ☒ Ja   ☒ Nein

5. Ich habe das Gefühl, wenig zu essen.   ☐ Ja   ☒ Nein

6. Ich wache nachts auf und muss was essen.   ☐ Ja   ☒ Nein

7. Ich esse in Ruhe und im Sitzen.   ☒ Ja   ☐ Nein

8. Ich esse täglich Obst/Gemüse.   ☒ Ja   ☒ Nein

9. Ich esse oder trinke täglich Milchprodukte.   ☒ Ja   ☐ Nein

10. Ich esse regelmäßig Fisch oder Fleisch.   ☒ Ja   ☒ Nein

11. Ich trinke am liebsten Limo, Saft oder Cola.   ☒ Ja   ☒ Nein

Sicher ahnst du schon, was richtig und was falsch sein könnte.

ANTWORTEN:

zu 1:

Richtig sind drei Hauptmahlzeiten: Frühstück, Mittagessen und Abendessen.

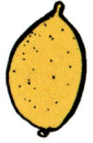

zu 2:

Falsch ist es, zwischendurch unkontrolliert zu essen. »Zwischendurchs« sind nur dann erlaubt, wenn sie regelmäßig eingenommen werden, also zwei oder drei kleinere Snacks zu festen Zeiten, wenn dir der Abstand zwischen den Hauptmahlzeiten zu lang ist.

zu 3:

Du greifst zu Schokolade oder anderen Süßigkeiten, wenn der kleine Hunger kommt? Großer Fehler! Erstens wirst du davon nicht satt, zweitens dick.

zu 4:

Du steckst dir alles in den Mund, was dich gerade anlacht? Falsch. Dein neuer Vorsatz lautet: Zukünftig esse ich mit Köpfchen.

zu 5:

Du hast das Gefühl, kaum etwas zu essen, und bist trotzdem mollig? Umso wichtiger, dass du eine Woche lang jeden Tag alles ehrlich aufschreibst, was du gegessen hast, und das dann überprüfst.

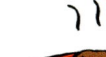

zu 6:

Du gehörst zu den Schlafwandlern, die regelmäßig nachts vor dem Kühlschrank zu finden sind? Diese schlechte Angewohnheit lässt sich durch regelmäßige Mahlzeiten tagsüber am besten loswerden.

zu 7:

Richtig ist, in Ruhe an einem Tisch zu sitzen und genüsslich zu essen. Das macht satt, zufrieden und hält bei richtiger Ernährung auch schlank.

zu 8:

Ideal wären fünf Portionen Obst oder Gemüse über den Tag verteilt. Vor allem, wenn man abnehmen will.

zu 9:

Um Milchprodukte machst du einen großen Bogen? Fehler! Sie sind für Muskeln, Knochen und eine gute Figur superwichtig. Wer normale Milchprodukte nicht verträgt, sollte es mit Sojamilch versuchen. Und wer Probleme mit dem Milchzucker hat, kann zu laktosefreien Milchprodukten greifen.

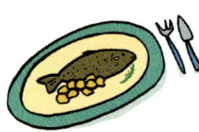

zu 10:

Du magst weder Fleisch, Geflügel noch Fisch? Da muss sich was ändern! Am besten liest du gleich mal nach, wozu dein Körper Eiweiß braucht (s. Ernährungs-ABC, S. 36).

zu 11:

Du liebst Limonade und Cola? Dass das falsch ist, weißt du selbst. Weil sie Zuckerfallen sind, deshalb noch durstiger und dabei noch dick machen. Das Gleiche gilt auch für Säfte. Selbst wenn sie nicht mit Zucker gesüßt, also naturbelassen sind, haben sie eine Menge Fruchtzucker in sich. Schau dir mal die Kalorienangaben auf den Flaschen an! Besser, du steigst auf Mineralwasser, leckere Früchte- oder Kräutertees um.

MOTIVATIONSTRICKS

VIELE KLEINE SIEGE FEIERN!

Die Auflösung des Essens-Checks hat dir deine Fehler und schlechten Angewohnheiten beim Essen vor Augen geführt.
Jetzt geht es daran, diese Schritt für Schritt zu ändern. Zuerst markierst du deine »Schwachpunkte«. Dann suchst du diejenigen aus, deren Änderung dir am leichtesten fällt. Schreibe ein oder zwei dieser Punkte auf ein Blatt Papier und notiere dazu, wie du sie verbessern kannst. Sobald du sie erfolgreich verändert hast, streichst du sie durch. Jetzt folgen die nächsten Punkte von der Liste. Auf diese Weise hast du bald alle schlechten Essens-Angewohnheiten abgelegt und du wirst Woche für Woche kleine Siege feiern.

Du wirst staunen, wie viel Spaß dir das macht und dich auf deinem Abnehm-Kurs voranbringt.

Ruhig Blut, wenn es nicht gleich klappt oder wenn du dein Vorhaben nicht einhalten konntest. Dann beginnst du einfach von Neuem. Stell dir eine Treppe vor, die du Stufe für Stufe emporklimmst. Es spielt überhaupt keine Rolle, wie lange du für jede einzelne Stufe benötigst, am Ende kommst du oben an. Bist du gut drauf, schaffst du vielleicht gleich zwei Stufen auf einmal. Geht es dir mies, brauchst du erst mal eine kleine Verschnaufpause. Danach geht es zügig Stufe für Stufe weiter. Für das Ergebnis ist das egal. Du wirst oben ankommen, auf deine Art und Weise.

BELOHNE DICH!

Kleine Geschenke sind die beste Motivation fürs Durchhalten. Wie wäre es, wenn du dir zum Beispiel ein Bettelarmband kaufst? Jedes Mal, wenn du einen Punkt auf deiner Liste abhaken konntest und du eine Stufe auf deiner Erfolgsleiter nach oben gerückt bist, kaufst du dir einen neuen kleinen Anhänger als Belohnung dazu.

Es könnte auch ein großer Wandkalender sein, in dem du deine Etappenziele einträgst. Immer wenn du eines geschafft hast und du deine Ernährung einen weiteren Schritt verbessern konntest, dann darfst du sie zur Belohnung mit einem dicken roten Stift durchstreichen.

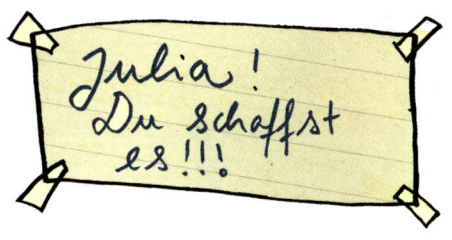

Lass deiner Fantasie bei deinen Belohnungsgeschenken ruhig freien Lauf. Wichtig ist, dass du sehen kannst, wo du angefangen hast und wo du jetzt stehst. Führe dir so ein Bettelarmband mal vor Augen. Erst ist es leer, dann kommt Anhänger für Anhänger dazu. Es wird immer voller werden und dir zeigen, was du erreicht hast. Dazu kommt das herrliche Gefühl, stolz auf sich sein zu können: »Wenn ich dies alles schon geschafft habe, dann schaffe ich auch den Rest!«

WARUM ÜBERFÄLLT MICH IMMER ABENDS DER HEISSHUNGER?

»Den ganzen Tag kann ich Schokolade, Chips und Cola widerstehen. Aber abends überfällt mich die Snacklust. Warum?«

Meist verführt uns die Psyche zum Naschen am Abend. Nach einem stressigen Tag muss Essen als Trostspender und Belohnung herhalten. Wenn dich mal wieder der Heißhunger überfällt, probiere es mit dem Akupressur-Trick: In der Mitte zwischen Nasenspitze und Oberlippe, über dem Lippenherz im Grübchen, liegt ein Akupressur-Punkt. Dieser Anti-Hunger-Punkt lässt sich aktivieren, indem man mit der Fingerspitze sanft dagegen drückt, zwei- bis dreimal hintereinander, und zwar jeweils zwanzig Sekunden lang. Abendliche Langeweile verführt auch zum Naschen. Also nicht vor dem Fernseher sitzen, sondern aktiv werden. Zum Beispiel eine Bluse bügeln, eine Freundin anrufen oder Sport treiben. Banal, aber wahr: Wenn man etwas zu tun hat, denkt man nicht dauernd ans Essen.

Ernährungs-ABC

A und O fürs Abnehmen ist eine sinnvolle Ernährung. Wer weiß, was und warum er was isst, der hat schon einen großen Schritt in Richtung Schlankwerden getan. Alles Essen besteht aus Nährstoffen. Jeder Nährstoff hat unterschiedliche Aufgaben im Körper.

Eiweisse...

... sie werden auch Proteine genannt. Unser Körper benötigt sie als Baustoff für die Körperzellen, die wiederum unser Gewebe aufbauen. Eiweiße halten zudem unser Immunsystem in Ordnung und unsere Knochen kräftig und elastisch. Als Energielieferant sorgen sie auch dafür, dass unsere Muskeln richtig arbeiten und aufgebaut werden. Außerdem sind sie ein wichtiger Bestandteil des Blutes. Deshalb dürfen Eiweiße bei deiner täglichen Nahrung nicht fehlen. Sie sind in **Milchprodukten** wie Buttermilch, Quark, Joghurt, Kefir und Käse, in **Fleisch**, in **Schinken** sowie in **Fisch**, **Krustentieren** und **Muscheln**, aber auch in **Sojamilch**, **Bohnen** und **Tofu**. Besonders gute Eiweißlieferanten sind Fisch, Milch- und Sojaprodukte.

Fett...

... bildet einen Isolierschutz unter der Haut, der verhindert, dass dir zu kalt wird, und wirkt als »Stoßdämpfer« für die Organe. Es wird außerdem als Rohmaterial für die Hormone und beim Aufbau der Körperzellen gebraucht.

Fette sind zum Beispiel in **Butter**, **Margarine**, **Sahne**, **Schmalz** und **Mayonnaise**, das sind tierische Fette. Es gibt auch pflanzliche Fette, u. a. in **Oliven- und Sonnenblumenöl**, in **Nüssen**, **Kernen** und **Avocados**. Mit Fett sollte man sparsam umgehen, und wer abnehmen will, sollte nicht mehr als 60 Gramm pro Tag essen. Mehr dazu kannst du im vierten Kapitel lesen.

KOHLENHYDRATE ...

... braucht unser Körper als »Brennstoff«, wie ein Auto das Benzin. Wenn wir uns körperlich oder geistig anstrengen, dann muss Energie verfügbar sein, sonst werden wir müde und schlapp. Kohlenhydrate sind ein Kurzzeit-Energiespender – im Gegensatz zu Fetten, die im Körper eingelagert werden und deshalb als Langzeit-Energiespender fungieren. Gerät unser Körper in »Not«, schaltet unser Stoffwechsel um und holt sich seine Energie nicht mehr von den Kohlenhydraten, sondern aus den Fettspeichern. Dies ist der Grund, warum Menschen längere Zeit ohne Nahrung auskommen können. Doch Kohlenhydrate, die wir zu viel essen und die nicht »verbrannt« werden, speichert der Körper ab, wandelt sie in Depotfett um und platziert dies auf Hüften, Bauch und Schenkeln. Darum sollte man mit Lebensmitteln, die einen hohen Kohlenhydratanteil besitzen, wie zum Beispiel **Brot**, **Nudeln**, **Bohnen**, und **Softdrinks** wie Cola sehr bewusst umgehen. Kohlenhydrate sind eigentlich das Gleiche wie Zucker und hießen früher darum auch Saccharide. Besonders aufpassen muss man auch bei der Kombination Kohlenhydrate und Fett, zum Beispiel in Kuchen, Cornflakes, Keksen und Schokolade.

VITAMINE, MINERAL- UND BALLASTSTOFFE ...

... kämpfen wie die drei Musketiere gegen die Feinde unseres Immunsystems an. Sie schützen uns vor schweren Krankheiten, sorgen dafür, dass unsere Verdauung klappt und unser Herz gesund bleibt. Allen voran die Vitamine. Je mehr Vitamine wir unserem Körper zuführen, desto besser. Vitamine halten uns auch geistig fit. Besonders viele Vitamine sind in **Obst** und **Gemüse**. Manche Vitamine, die **Vitamine E**, **D**, **K** und **A**, können nicht ohne Fett von unserem Körper aufgenommen werden. Jetzt verstehst du bestimmt auch, warum wir immer ein paar Tropfen Öl über den Salat geben sollen. Erst dann kann nämlich der Körper die Vitamine voll für sich nutzen.

Ein wahres Multitalent ist das **Vitamin C**. Es ist auch bei der Festigung des Gewebes beteiligt. Unser Körpergewebe besteht aus sogenannten Kollagenfasern, die nur in Anwesenheit von Vitamin C nicht ihre stützende Kraft verlieren. Ein Grund mehr, Vitamin-C-haltiges Obst und Gemüse wie Orangen, Kiwi, Erdbeeren, Johannisbeeren oder Paprikas zu essen. Rote Paprikas liefern gleich noch die dreifache Menge Vitamin C.

❀ ❀ ❀ Zappelige Menschen verbrauchen bis zu 700 Kalorien pro Tag mehr als ruhige Zeitgenossen. Dadurch können sie sich auch die eine oder andere Kalorienbombe leisten. Irgendwie ungerecht, findest du nicht auch? ❀ ❀ ❀

So hältst du durch!

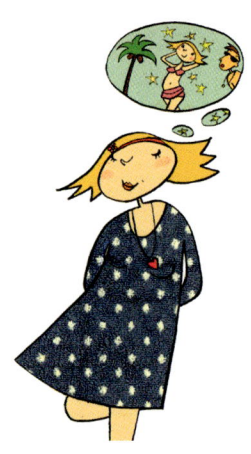

Visionen schaffen!

Man kann sich den schönsten Plan in Sachen Abnehmen und Veränderung der Essgewohnheiten machen, doch dann verlässt einen plötzlich die Lust. Keine Angst, dieses Null-Bock-Gefühl überkommt jeden irgendwann einmal. Da ist es gut, eine Trickkiste zu haben, in die man greifen kann, um sich wieder aus dem Motivationsloch herauszuholen. Solche Tricks gibt es tatsächlich. Einer davon heißt Vision (eine Vision ist ein Traum, der Wirklichkeit werden soll).

Du schließt deine Augen und drehst einen »Traum«-Film in deinem Kopf mit dir als Hauptdarstellerin. Wo willst du bei deiner Vision sein? Am Strand, in der Disco oder in einer schicken Boutique? Okay, jetzt hast du den Ort gewählt. Wie siehst du aus? Schlank natürlich! Und was trägst du? Einen knappen Bikini oder eine coole Röhrenjeans und ein enges Top? Was machst du? Tanzt du auf einer Beachparty, hast du ein heißes Date oder flirtest du mit dem süßen Verkäufer? Träume dir so eine tolle Story zurecht, dass dein Herz zu klopfen beginnt, wenn du dich in deinem Traum siehst. Wichtig: Du musst es richtig fühlen. Da will ich hin. So will ich sein. Von nun an lässt du diesen Film jeden Abend vorm Einschlafen vor deinem inneren Auge ablaufen, damit sich deine Vision gut in dein Unterbewusstsein

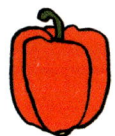
einprägen kann. Sie ist jetzt dein wichtigstes Werkzeug. Immer wenn dich deine Abnehm-Motivation verlässt oder dich etwas zu »verführen« droht, spielst du diesen Film in deinem Geiste ab. Er hilft dir, Ja zu deinem Abnehm-Weg zu sagen.

WEITERER ZAUBERTRICK GEFÄLLIG?

Das Unterbewusstsein reagiert nicht auf Verbote, sondern auf Belohnungen. Finde eine Formel, die dein persönliches Figurziel ausdrückt: »Mir passen bald Sachen in Größe Medium!« oder »Ich werde immer selbstbewusster!«. Wichtig ist, dass du die Botschaft, die du an dein Gehirn schickst, immer positiv formulierst und dass du sie mindestens 20-mal wiederholst. Nicht in Gedanken, sondern laut. Am besten wirkt die Erfolgsformel, wenn du dich dabei auf einen Stuhl setzt und die Augen schließt. So kannst du negative in positive Energien umwandeln. Am Ende des Trainings drückst du die Arme an den Körper und atmest tief aus. Jetzt hast du die richtigen Weichen gestellt, damit dein Figurtraum am Ende Wirklichkeit wird. Diese Übung solltest du immer wiederholen, wenn du schlecht drauf bist.

MIESMACHER ABSERVIEREN!

Bestimmt wirst du Menschen in deiner Umgebung treffen, die dir deinen Abnehm-Plan vermiesen wollen. Da können Sprüche kommen, die nerven, dich verunsichern und dir vielleicht sogar kurzzeitig den Mut nehmen. Doch der wahre Grund für diese Miesmacherei ist meist Neid auf deinen Willen, abzunehmen. Je mehr die anderen stänkern, umso fester glaube an dich. Sage dir: Was die anderen denken, ist ihr Problem. Du hast eine Vision, du willst eine bessere Figur! Also lass dich nicht von deinem Ziel abbringen und lass dich auch gar nicht erst auf eine Diskussion mit den Miesmachern ein.

WARUM KRIEGE ICH MEIN RUNDES BÄUCHLEIN NICHT WEG?

»Selbst wenn ich weniger esse, ich bekomme mein rundes Bäuchlein einfach nicht weg. Wie kommt das?«
Es gibt Fettdepots im Körper, die vorwiegend als Energiereserve dienen. Die Zone rund um den Nabel gehört auch dazu. Diese Fettreserven sind durch das Bindegewebe fest verankert und werden beim Energieverbrauch zuallerletzt abgebaut. Das Fettdepot am Bauch ist also sehr stabil. Jetzt verstehst du garantiert, warum dein kleines Bäuchlein so schwer weggeht.

Kapitel 3

SPIELEND ZUM TRAUMGEWICHT

Spielend zum Traumgewicht

Sich satt essen und trotzdem abnehmen. Geht das überhaupt? Klar, mit unserem »Iss dich schön«-Kartenspiel! Wetten, dass du baff sein wirst, was und wie viel du täglich essen darfst? Du lernst spielend, deine Ernährung umzustellen, und wirst dich in Zukunft ausgewogen und gesund ernähren.

Mit Genuss abnehmen!

Ohne Verbote?

Aber bedeutet Abnehmen nicht Verzicht? Wo soll da der Genuss herkommen? Schwirren diese Gedanken noch immer in deinem Kopf herum? Spätestens jetzt kannst du sie getrost streichen! Strenge Pläne und Verbote gibt es nur bei Diäten. Mit uns bist du auf einem anderen Weg. Wenn es bei deiner neuen Ernährung nicht auch genussvoll zugehen würde, wäre das Unternehmen zum Scheitern verurteilt. Wir nennen die Ernährungsumstellung darum auch Lernprogramm. Denn sie soll ja für den Rest deines Lebens vorhalten. Ein Leben ohne Genuss, mal ehrlich, das wäre doch ganz schön schrecklich.

Lass keine Mahlzeit aus!

Nur wenn du deinen Körper ausreichend mit Nahrung versorgst, hältst du deinen Stoffwechsel richtig in Schwung. Du musst dir den Stoffwechsel wie einen Schmelzofen vorstellen. Damit das Feuer in Gang bleibt, braucht er wie der Ofen immer genügend Brennstoff. Also, nur wenn der Stoffwechsel genügend Nahrung erhält, kann er die aufgenommenen Kalorien gut verbrennen und in Energie umsetzen. Darum sollte der Tag auch immer mit einem Frühstück beginnen, regelmäßiges Mittagessen beinhalten und mit einem Abendessen enden. Sich an einem Tag vollstopfen und dafür am nächsten Tag zu fasten, bringt nichts. Das irritiert den Stoffwechsel unnötig. Wenn du partout ein Frühstücksmuffel bist und frühmorgens noch nichts essen kannst, dann solltest du zumindest am späteren Vormittag eine kleine Mahlzeit zu dir nehmen. Eines kannst du dir auch gleich angewöhnen: Iss tagsüber immer die größten Mahlzeiten und am Abend die kleinste. Warum? Ganz einfach, weil du die Energie, die du deinem Körper mit der Nahrung zugeführt hast, während der Schule, beim Lernen oder in der Freizeit verbrennst. Abends aber, wenige Stunden vor dem Schlafengehen, verbraucht der Körper in der Regel nicht mehr viel Energie. Ungenutzt speichert er sie ab und wandelt sie in Fett um. Manchmal kommt man erst am Abend so richtig zur Ruhe und will sich etwas Leckeres gönnen. Auch kein Problem, solange du eine leichte Kost wählst. Im nächsten Kapitel findest du dafür köstliche Rezepte.

KARTEN SPIELEN BRINGT'S!

SO FUNKTIONIERT ES

Nun wollen wir dich aber wirklich nicht länger auf die Folter spannen. Du möchtest bestimmt wissen, was es mit dem »Iss dich schön«-Kartenspiel auf sich hat. Wie du siehst, erhältst du Karten in fünf verschiedenen Farben. Jede Farbe steht für eine Nährstoffgruppe.

Tipp: Was du alles über die Nährstoffgruppen wissen solltest, kannst du ja noch einmal im zweiten Kapitel nachlesen.

Gelbe Karten stehen für **Fett**
(z. B. in Ölen, Butter, Margarine, Rahm, Mayonnaise, Nüssen usw.).

Rote Karten stehen für den Baustein **Eiweiß**
(z. B. in Eiern, Fleisch, Fisch, Milchprodukten usw.).

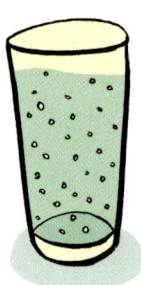

Beige Karten stehen für **Korn/Zucker = Kohlenhydrate**
(z. B. in Brot, Nudeln, Reis oder Süßigkeiten).

Grüne Karten stehen für **Blatt/Frucht = Obst und Gemüse.**

Blaue Karten stehen für **Wasser.**

Es gibt auch noch eine **»Joker-Karte«.**
Wann und wie sie zum Einsatz kommt, erklären wir später.

Was mache ich mit den Karten?

Ähnlich wie beim »Monopoly«-Spiel sind die Karten des »Iss dich schön«-Kartenspiels eine Art Zahlungsmittel, mit denen du von nun an alle deine Gerichte, Snacks und Getränke »bezahlst«. Sie garantieren dir, dass du täglich die richtige Menge an Fetten, Eiweißen, Kohlenhydraten, Wasser, Gemüse und Obst zu dir nimmst. Gleichzeitig ist es eine prima Kontrolle darüber, was du eventuell zu viel gegessen oder verkehrt gegessen hast. Die Anzahl der Karten, die du erhältst, richtet sich nämlich nach deinem Alter. Mit dieser Menge bekommt dein Körper genau das, was er braucht, um sich gesund zu entwickeln.

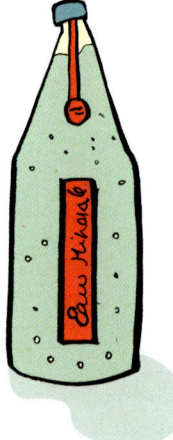

Ein Beispiel: Es ist erst Nachmittag und deine Karten sind bereits verbraucht? Dann hast du bereits zu viel zugeschlagen. In der folgenden Tabelle kannst du anhand deines Alters die für dich passende Kartenanzahl heraussuchen.

Karten / Mädchen im Alter von	12 Jahren	13 Jahren	14 Jahren	15 Jahren	16 Jahren	17 Jahren	18 Jahren
gelbe Fett-Karten	12	13	13	15	15	15	15
rote Eiweiß-Karten	12	13	13	15	15	15	15
beige Korn/Zucker-Karten	16	18	18	20	20	20	20
grüne Blatt/Frucht-Karten	11	13	13	15	15	15	15
blaue Wasser-Karten	6	7	7	9	9	9	9

SO WIRD GESPIELT

Jetzt besorgst du dir noch zwei Kästchen. In das eine gibst du alle Karten, die du für einen Tag zur Verfügung hast. Das zweite Kästchen ist am Tages-anfang leer. Es füllt sich aber mit jeder Mahlzeit, jedem Snack und jedem Getränk im Laufe des Tages. Wenn du alles richtig gemacht hast, wird das volle Kästchen am Abend leer und das leere Kästchen voll sein.

Beispiel: Isst du eine Brezel mit Butter, dann »kostet« dich das:
3 beige Korn/Zucker-Karten für die Brezel
1 gelbe Fett-Karte für die Butter.
Damit du weißt, was du für die einzelnen Speisen bezahlen musst, haben wir für dich eine Liste mit den beliebtesten Nahrungsmitteln zusammengestellt.

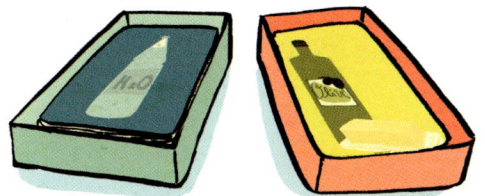

WICHTIG ZU WISSEN

Die Anzahl der Karten Fett, Eiweiß und Korn/Zucker
sind begrenzt und abhängig von deinem Alter. Idealerweise solltest du täglich eine deinen Karten entsprechende Menge essen, aber nicht mehr.

Deine Lebensmittel- und Getränkeliste in alphabetischer Reihenfolge

Gelbe Karten FETT (z. B. in Ölen, Soßen, Butter, Margarine, Rahm, Mayonnaise, Würsten, Nüssen usw.)

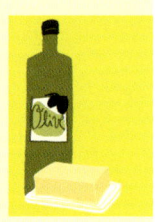

Produkt	Menge in g/ml	Kartenanzahl
Fette und Öle		
Béchamelsoße	2 EL / 40 ml	1 gelbe Karte
Bratensoße	1 EL / 20 ml	1 gelbe Karte
Butter	1 TL / 5 g	1 gelbe Karte
Butter, halbfett	2 TL / 10 g	1 gelbe Karte
Erdnusscreme	1 TL / 5 g	1 gelbe Karte
Grill- oder Fonduesoßen	2 EL / 40 ml	3 gelbe Karten
Mayonnaise 20 % Fett	4 TL / 20 g	1 gelbe Karte
Mayonnaise 50 % Fett	2 TL / 10 g	1 gelbe Karte
Mayonnaise 80 % Fett	1 TL / 5 g	1 gelbe Karte
Olivenöl	1 TL / 5 ml	1 gelbe Karte
Pflanzencreme	1 TL / 5 g	1 gelbe Karte
Pflanzenmargarine, vollfett	1 TL / 5 g	1 gelbe Karte
Pflanzenmargarine, halbfett	2 TL / 10 g	1 gelbe Karte
Pflanzenmargarine, viertelfett	3 TL / 15 g	1 gelbe Karte
Pflanzenöl	1 TL / 5 ml	1 gelbe Karte
Remoulade bis 65 % Fett	1 TL / 5 g	1 gelbe Karte
Würste		
Bierschinken	20 g	1 gelbe Karte
Bockwurst	1 Stück / 120 g	7 gelbe Karten
Cabanossi	45 g	4 gelbe Karten
Frikadelle	1 Stück / 100 g	6 gelbe Karten
Hackfleisch halb/halb	100 g	5 gelbe Karten

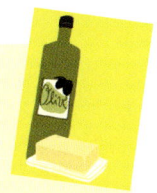

Produkt	Menge in g/ml	Kartenanzahl
Kalbsbratwurst	150 g	8 gelbe Karten
Landjäger	100 g	11 gelbe Karten
Leberkäse	100 g	6 gelbe Karten
Leberwurst/-pastete	1 EL/15 g	2 gelbe Karten
Lyoner Wurst	20 g	2 gelbe Karten
Salami	20 g	2 gelbe Karten
Tee-/Mettwurst	15 g	2 gelbe Karten
Weißwurst	1 Stück/100 g	6 gelbe Karten
Wiener Würstchen	1 Stück/50 g	3 gelbe Karten
Knabbereien		
Avocado	1 kleine /100 g	6 gelbe Karten
Cashewnüsse	10 Stück	1 gelbe Karte
Haselnüsse	10 Stück	1 gelbe Karte
Haselnüsse, gemahlen	1 TL/15 g	1 gelbe Karte
Kartoffelchips	15 Stück	2 gelbe Karten
Leinsamen	2 TL/10 g	1 gelbe Karte
Mandeln	5 Stück	1 gelbe Karte
Mohn	1 TL/5 g	1 gelbe Karte
Nüsse, gemahlen/gehackt	1 TL/5 g	1 gelbe Karte
Oliven, grün	5 Stück/25 g	1 gelbe Karte
Oliven, schwarz	2 Stück/10 g	1 gelbe Karte
Pinienkerne	7 Stück	1 gelbe Karte
Pistazien	10 Stück	1 gelbe Karte
Sesam	2 TL/10 g	1 gelbe Karte
Sonnenblumenkerne	2 TL/10 g	1 gelbe Karte
Tiefkühl-Pommes	100 g	3 gelbe Karten

ROTE KARTEN
EIWEISS/PROTEINE

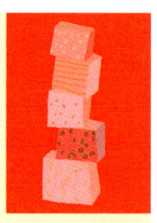

Produkt	Menge in g/ml	Kartenanzahl
Ei	1 Stück/50 g	2 rote Karten
Sojamilch	1 Glas/250 g	2 rote Karten
Sojawürstchen	1 Stück/45 g	2 rote Karten
Tofu/Sojakäse	1 Stück/50 g	1 rote Karte
Fisch (fettere Sorten)		
Hering, roh	150 g	7 rote Karten
Süßwasserlachs, roh	150 g	6 rote Karten
Thunfisch, roh	150 g	6 rote Karten
Fisch (magere Sorten)		
Aal, geräuchert	100 g	7 rote Karten
Fischstäbchen	1 Stück/30 g	1 rote Karte
Forelle/Renke, roh	150 g	6 rote Karten
Heilbutt, roh	150 g	2 rote Karten
Kabeljau, roh	150 g	2 rote Karten
Lachs, geräuchert	100 g	6 rote Karten
Makrele, geräuchert	100 g	4 rote Karten
Meeresfrüchte	100 g	2 rote Karten
Muscheln/Miesmuscheln	500 g	6 rote Karten
Rotbarsch, roh	150 g	2 rote Karten
Schellfisch, roh	150 g	2 rote Karten
Schillerlocke, geräuchert	100 g	6 rote Karten
Scholle, roh	150 g	2 rote Karten
Seelachs, roh	150 g	2 rote Karten
Seezunge, roh	150 g	2 rote Karten
Zander, roh	150 g	2 rote Karten

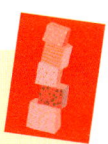

Produkt	Menge in g/ml	Kartenanzahl
Sushi – California Rolls	1 Stück	1 rote Karte
Sushi – Maki	3 Stück	1 rote Karte
Sushi – Nigiri	2 Stück	3 rote Karten
Thunfisch i. eig. Saft	1 EL/30 g	1 rote Karte
Thunfisch in Öl	1 EL/30 g	2 rote Karten
Fleisch und Wurst		
Corned Beef, deutsch	2 Scheiben	1 rote Karte
Geflügel, Pute (o. Haut)	125 g	3 rote Karten
Geflügelaspik/-sülze	2 Scheiben/50 g	1 rote Karte
Geflügelwurstaufschnitt	1 Scheibe	1 rote Karte
Kalbfleisch, mager, roh	1 Scheibe/125 g	2 rote Karten
Kaninchen, mager	125 g	4 rote Karten
Kotelett/Kassler	125 g	4 rote Karten
Putenbrustaufschnitt	2 Scheiben	1 rote Karte
Rinderfilet, mager, roh	125 g	3 rote Karten
Rinderschinken	5 Scheiben/25 g	1 rote Karte
Rindersteak, roh	125 g	4 rote Karten
Rindfleischaspik/-sülze	2 Scheiben/50 g	1 rote Karte
Roastbeef	2 Scheiben/50 g	1 rote Karte
Schinken, gekocht, ohne Fett	50 g	1 rote Karte
Schinken, roh, ohne Fett	50 g	1 rote Karte
Schwein, mager, roh	125 g	3 rote Karten
Schweinefilet	125 g	3 rote Karten
Tatar	100 g	2 rote Karten
Wild, mager, roh	125 g	3 rote Karten
Milchprodukte		
Buttermilch	1 Glas/250 ml	1 rote Karte
Crème fraîche, jede Sorte	2 TL/10 ml	1 rote Karte
Dickmilch, 3,5 % Fett	250 ml	4 rote Karten
Dickmilch, fettarm	250 ml	2 rote Karten
Frischkäse, natur/Kräuter, 30 % Fett	2 EL/30 g	1 rote Karte
Frischkäse, natur/Kräuter, 50 % Fett	1 EL/15 g	1 rote Karte
Hartkäse, z. B. Parmesan	30 g	2 rote Karten

Rote Karten
EIWEISS/PROTEINE

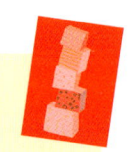

Produkt	Menge in g/ml	Kartenanzahl
Milchprodukte		
Joghurt natur, 0,1 % Fett	1 Becher/250 ml	1 rote Karte
Joghurt natur, 1,5 % Fett	1 Becher/125 ml	1 rote Karte
Joghurt natur, 3,5 % Fett	1 Becher/125 ml	2 rote Karten
Kaffeesahne, 10 % Fett	1 EL/30 ml	1 rote Karte
Kefir, bis 1,5 % Fett	1 Glas/250 ml	2 rote Karten
Kefir, bis 3,5 % Fett	1 Glas/250 ml	3 rote Karten
Kochkäse, bis 20% Fett i. Tr.	2 EL/30 g	1 rote Karte
Kondensmilch, 12 % Fett	1 EL/20 ml	1 rote Karte
Kondensmilch, 4%–7% Fett	2 EL/40 ml	1 rote Karte
Mascarpone	1 EL/20 g	3 rote Karten
Milch, fettarm, 1,5 % Fett	1 Glas/250 ml	2 rote Karten
Milch, vollfett, 3,5 % Fett	1 Glas/250 ml	3 rote Karten
Molke	1 Glas/250 ml	1 rote Karte
Mozzarella	1/2 Kugel/65 g	3 rote Karten
Quark, natur/Kräuter, 0,1 % Fett (supermager)	4 EL/100 g	1 rote Karte
Quark, natur/Kräuter, 20 % Fett	4 EL/100 g	2 rote Karten
Quark, natur/Kräuter, 40 % Fett	4 EL/100 g	3 rote Karten
Sahne, Rahm, bis 30 % Fett	1 EL/20 ml	2 rote Karten
Sahne, Rahm, geschlagen	2 EL/40 ml	3 rote Karten
Sauermilchkäse, z. B. Harzer	100 g	2 rote Karten
Sauerrahm, 35 % Fett	1 EL/15 g	1 rote Karte
Sauerrahm, Schmand, 24 % Fett	1 EL/15 g	1 rote Karte
Schafskäse, Feta, 45 % Fett	30 g	2 rote Karten
Schmelzkäse, 45 % Fett	2 EL/25 g	2 rote Karten
Schmelzkäseecken, 20%–25% Fett	25 g	1 rote Karte
Schnittkäse, 20%–30% Fett	1 Scheibe/30 g	2 rote Karten
Schnittkäse, 40%–50% Fett	1 Scheibe/30 g	3 rote Karten
Weichkäse (Brie), 12 % Fett	30 g	1 rote Karte
Weichkäse, 30%–45% Fett	30 g	2 rote Karten
Ziegenkäse, 45 % Fett	1 Scheibe/30 g	2 rote Karten

Beige Karten
KORN/ZUCKER = Kohlenhydrate

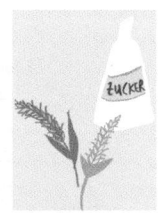

Produkt	Menge in g/ml	Kartenanzahl
Baguette	1 Scheibe/25 g	1 beige Karte
Bulgur	100 g	4 beige Karten
Brezel	1 Stück/70 g	3 beige Karten
Brot (Mischbrot, Vollkornbrot)	1 Scheibe/50 g	2 beige Karten
Brötchen, jede Sorte	1 Stück/45 g	2 beige Karten
Cornflakes	1 kl. Tasse/20 g	1 beige Karte
Cräcker	2 Stück/10 g	1 beige Karte
Croissant	1 Stück/70 g	9 beige Karten
Couscous	100 g	4 beige Karten
getr. Brötchen (Brödli, Scorpa)	2 Stück/20 g	1 beige Karte
Grieß, trocken	2 EL/20 g	1 beige Karte
Grissini	2 Stück/10 g	1 beige Karte
Haferflocken, Getreideflocken	2 EL/20 g	1 beige Karte
Kleie	2 EL/20 g	1 beige Karte
Knäckebrot	2 Scheiben/20 g	1 beige Karte
Mais, trocken	2 EL/20 g	1 beige Karte
Maismehl, Polenta	2 EL/20 g	1 beige Karte
Maultaschen, gekocht	1 Stück/50 g	2 beige Karten
Mehl, jede Sorte	2 EL/20 g	1 beige Karte
Müslimischung, o. Zucker	2 EL/30 g	2 beige Karten
Nudeln, jede Sorte	40 g	3 beige Karten
Nudeln, jede Sorte, gekocht	1 Tasse/120 g	3 beige Karten
Obstkuchen, Hefeteig	1 Stück/150 g	5 beige Karten
Obstkuchen, Mürbeteig	1 Stück/150 g	7 beige Karten
Paniermehl	2 EL/20 g	1 beige Karte
Pizzateig	150 g	7 beige Karten
Popcorn, Puffreis	1 Portion/100 g	7 beige Karten
Reis, jede Sorte, gekocht	4 EL/80 g	3 beige Karten

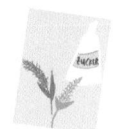

BEIGE KARTEN
KORN/ZUCKER = Kohlenhydrate

Produkt	Menge in g/ml	Kartenanzahl
Reis, jede Sorte, trocken	2 EL/40 g	3 beige Karten
Reiswaffeln	2 Stück/15 g	1 beige Karte
Reiswaffeln mit Schokolade	2 Stück	3 beige Karten
Rosinenbrötchen	1 Stück/50 g	2 beige Karten
Salzstangen	20 g	1 beige Karte
Semmelknödel	1 Stück/100 g	3 beige Karten
Weißmehlbrötchen	1 Stück	2 beige Karten
Vollkornbrötchen	ca. 70 g	3 beige Karten
Toastbrot	1 Scheibe/20 g	1 beige Karte
Zwieback	2 Stück/20 g	1 beige Karte
Süßes		
Bonbon, jede Sorte, i. D.	2 Stück/10 g	1 beige Karte
Butterkekse	3 Stück/20 g	2 beige Karten
Dampfnudel	1 Stück/50 g	4 beige Karten
Eiswaffeltüte	1 Stück/30 g	1 beige Karte
Fruchteis	1 Kugel/50 g	1 beige Karte
Fruchtgummi	2 Stück/20 g	1 beige Karte
Gummibärchen	100 g	6 beige Karten
Honig	3 TL/15 g	1 beige Karte
Kakaopulver, m./o. Zucker	1 EL/10 g	1 beige Karte
Kaugummi mit Zucker	1 Packung/25 g	1 beige Karte
Kokosnussmilch, Konzentrat	1 kl. Dose/50 ml	2 beige Karten
Lakritz	50 g	3 beige Karten
Lebkuchen	1 Stück	4 beige Karten
Löffelbiskuits	3 Stück	1 beige Karte
Marmelade, Konfitüre	3 TL	1 beige Karte
Marzipan	1 kl. Stück/10 g	1 beige Karte
Marzipankartoffel	2 Stück	1 beige Karte
Müsliriegel	1 kleiner/25 g	2 beige Karten
Nuss-Nugat-Creme o. Ä.	2 TL	1 beige Karte
Puddingpulver, jede Sorte	1 Pckg./40 g	2 beige Karten

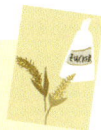

Produkt	Menge in g/ml	Kartenanzahl
Russisches Brot	10 Stück/20 g	1 beige Karte
Sahneeis	1 Kugel/50 g	3 beige Karten
Schaumzuckerware	20 g	1 beige Karte
Schokokuss	1 Stück/20 g	2 beige Karten
Schokolinsen	10 Stück	1 beige Karte
Schokolade, alle Sorten, i. D.	100 g	11 beige Karten
Zucker, jede Sorte	1 EL/15 g	1 beige Karte

(i. D. = im Durchschnitt)

GRÜNE KARTEN
BLATT/FRUCHT

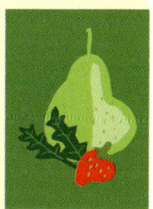

Produkt	Menge in g/ml	Kartenanzahl
Gemüse		
Dicke Bohnen	1 Portion/150 g	2 beige Karten
Erbsen grün, TK-Ware	100 g	1 beige Karte
Erbsen, Linsen, Kidneybohnen	2 EL	1 beige Karte
Esskastanien/Maronen	4 Stück	1 beige Karte
Kartoffelklöße, Fertigprodukt	1 Stück/90 g	2 beige Karten
Mais, Konserve	100 g	6 beige Karten
Süßkartoffel	1 Stück/50 g	1 beige Karte
Zuckererbsenschoten	1 Portion/100 g	1 beige Karte
Obst		
Banane, klein	1 Stück	1 beige Karte
Datteln, frisch	4 Stück/30 g	1 beige Karte
Feigen, frisch	2 Stück/100 g	1 beige Karte
Kaki, Persimone, Sharon	1 Stück	1 beige Karte

GRÜNE KARTEN
BLATT/FRUCHT

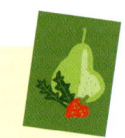

Produkt	Menge in g/ml	Kartenanzahl
Obst		
Kirschen	1 Portion/200 g	1 beige Karte
Kokosnuss, geraspelt	1 TL/5 g	1 beige Karte
Kokossnussmilch, frisch	1 Glas/200 ml	1 beige Karte
Mango	100 g	1 beige Karte
Mirabellen	6 Stück/120 g	1 beige Karte
Passionsfrucht/Maracuja	2 Stück/60 g	1 beige Karte
Pflaumen	2 Stück/100 g	1 beige Karte
Rosinen	4 EL/30 g	1 beige Karte
Trockenobst, jede Sorte	2 Stück/40 g	1 beige Karte
Weintrauben	200 g	1 beige Karte
Zwetschgen	4 Stück/100 g	1 beige Karte

BLAUE KARTEN
WASSER

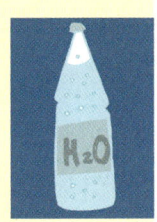

Produkt	Menge in g/ml	Kartenanzahl
Getränke		
Bier, alkoholfrei	1 Glas/250 ml	1 beige Karte
Bionade	200 ml	1 beige Karte
Cola	1 Glas/200 ml	2 beige Karten
Eistee	200 ml	1 beige Karte
Energydrink	200 ml	2 beige Karten
Fruchtsaft	1 Glas/200 ml	2 beige Karten
Smoothies	200 ml	2 beige Karten
Zuckerhaltige Limonaden, Cola	1 Glas/200 ml	2 beige Karten

JOKER-KARTE

Das »Iss dich schön«-Kartenspiel besitzt noch eine weitere
Karte, nämlich die »Joker-Karte«. Mit ihr wird das Würzen der
Speisen bezahlt. Wir nennen sie darum auch den »Gewürz-
Joker«. Jeweils 1 TL Öl, Honig, Senf, Ketchup, Marmelade und
Zucker sind frei. Sie müssen mit keiner anderen Karte bezahlt werden.

WEITERE »GEWÜRZ-JOKER« SIND:

Bouillon, Gemüsebrühe, 1 TL	Stärkemehl, jede Sorte, 1 TL
Caro-Kaffee, Instantpulver, 1 TL	Worcestersoße
Essig	Würzen, flüssig oder Pulver
Gelatine, Blatt oder Pulver	Kakaopulver, m./o. Zucker, 1 TL
Gewürze, frisch oder getrocknet	Olivenöl, 1 TL
Ketchup, Senf, 1 TL	Puddingpulver, jede Sorte, 1 TL
Meerrettich	Sirup, jede Sorte, 1 TL
Mehl, jede Sorte, 1 TL	Süßstoff
Pfeffer-/Sojasoße	Tortenguss ohne Zucker
Soßenbinder, Instantpulver, 1 TL	

Auf den grünen **Blatt/Frucht**-Karten stehen alle Obst- und Gemüsesorten,
die weniger Fruchtzucker enthalten. Hier kannst du bedenkenlos zugreifen
und ruhig auch mehr davon essen. Es gibt jedoch einige Obstsorten (wie
z. B. Bananen), die so viel Fruchtzucker enthalten, dass sie berechnet werden
müssen. Diese Sorten findest du dann auf den beigen **Korn/Zucker**-Karten.
Für die blauen **Wasser**-Karten gilt das Gleiche wie für die grünen
Blatt/Frucht-Karten: Bei beiden solltest du keinesfalls weniger zu dir
nehmen, als deine Kartenmenge vorschreibt, du darfst gerne
zuschlagen. Am besten ist, du guckst dir die Tabelle links unten
auf S. 54 genau an.

Nur für Kartoffeln gilt:
Egal, wie viele Kartoffeln du zu einer
Mahlzeit isst, es kostet dich höchstens zwei
Korn/Zucker-Karten.

NICHT SCHUMMELN!

Am Anfang wirst du das Nachgucken in der Lebensmitteltabelle
vielleicht nervig finden. Wir können dich aber beruhigen:
Schon innerhalb weniger Tage kennst du die Kartenanzahl
der meisten Nahrungsmittel auswendig. Du weißt bald
im Voraus, was dich deine Speisen »kosten«, also wie
viele und welche Karten du umschichten musst. Das
wird dir schneller so gehen, als du im Moment glaubst.
Jetzt denkst du vielleicht: Wäre es nicht besser, wenn
ich weniger esse und somit weniger Karten benutzen würde? Ginge es mit
dem Abnehmen dann nicht noch schneller? Nein! Das ausgeklügelte Karten-
system sorgt dafür, dass dein Stoffwechsel optimal arbeitet, und das ab-
törnende Auf und Ab (Jo-Jo-Effekt) wie bei einer Diät bleibt dir erspart.
Halte dir immer vor Augen: Deine Ausdauer beim »Iss dich schön«-Karten-
spiel wird belohnt. Deine überschüssigen Pfunde werden langsam, aber sicher
purzeln. Du wirst schlank werden und bleiben – und das für immer!

 ### WIE KANN ICH SCHNELL EIN PAAR KILOS VERLIEREN?

»Ich will meine Ferienliebe beim nächsten Besuch mit einer besseren Figur
beeindrucken. Wie kriege ich ganz schnell fünf Kilos runter?«
Hör auf, dich unter Druck zu setzen. Je schneller man abnimmt, desto größer
ist die Gefahr des Jo-Jo-Effektes, das konntest du ja schon im ersten Kapitel
lesen. Wenn du dauerhaft und gesund Gewicht verlieren willst, dann sind
maximal zwei Kilo pro Monat drin. Aber die schaffst du leicht, wenn du die
Spielregeln beim »Iss dich schön«-Kartenspiel einhältst. Und mit zusätzlicher
sportlicher Bewegung purzelt das eine oder andere Pfund gleich noch mit.
Du wirst sehen, schon bald passen dir deine Kleider viel besser und du wirst
dich auch sonst viel wohler fühlen.

GRÜNE SCHLANKMACHER!

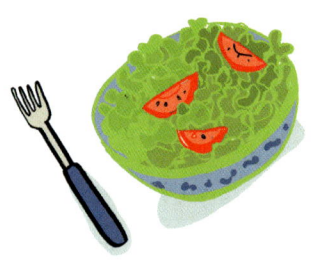

Bestimmt ist dir aufgefallen, dass der größte
Anteil deiner Karten die grünen Blatt/Frucht-
Karten sind, nämlich mindestens 15 Stück.
Das mag dir auf den ersten Blick als eine Menge
vorkommen. Vor allem, wenn du bisher wenig
Obst oder Gemüse gegessen hast. Zusammen-

genommen sind es aber nur gute 500 Gramm. Leg mal einen Apfel, eine Birne und eine geschälte Orange auf die Waage. Du wirst sehen, das ist schon ein knappes Pfund. Wenn du jetzt noch einen Salat oder eine Portion Gemüse zu deiner Hauptmahlzeit isst, hast du dein Tagessoll schon erfüllt. Gemüse und Obst enthalten kaum Fett, aber wert- volle Vitamine. Nichts lässt Kilos so schnell »wegschmelzen«. Guck dir im zweiten Kapitel ruhig nochmals die Bedeutung der »Pflanzen- power« auf deine Gesundheit und deine Figur an. Übrigens, je nachdem, wie es dir schmeckt und du es verträgst, kannst du statt Obst auch nur Gemüse essen und umgekehrt.

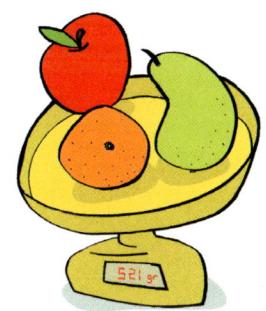

 ### APFEL MACHT MICH HUNGRIG!
»Ich esse zwischendurch schon mal Obst. Meist Äpfel. Aber danach bekomme ich erst recht Hunger!«
Bei manchen Menschen wirken die Fruchtsäuren im Obst appetitanregend. Das ist wahrscheinlich auch bei dir so. Kein Problem, zukünftig kombinierst du einfach Äpfel mit Joghurt, Vollkornprodukten oder mit ein paar Nüssen.

WASSER SATT!
Neben den grünen gibt es auch noch viele blaue Karten. Nicht ohne Grund: Wenn du bedenkst, dass ein Mensch ohne Nahrung über 50 Tage, aber ohne Wasser nur sechs bis sieben Tage überleben kann, erkennst du, wie wichtig Flüssigkeit ist. Darum mache es wie die Models. Ihr Motto lautet: Nie ohne meine Wasserflasche! Die Mädchen haben tatsächlich immer eine Flasche griffbereit in der Tasche. So kommen sie auf mindestens zwei Liter Flüssig- keit am Tag. Das Tolle ist, dass Wasser keine Kalorien enthält, aber welche verbraucht, wenn es getrunken wird. Aber das kann nur Wasser. Nicht Cola, Fruchtsäfte, Kaffee usw.
Limonade, Bionade und Co sind schon deshalb keine Alternative, weil sie beim »Iss dich schön«-Kartenspiel mit Zucker-Karten bezahlt werden müs- sen. Dafür sind diese Karten doch zu schade, findest du nicht?
Wer zur Abwechslung mal etwas anderes trinken möchte, der kann ent- weder sein Wasser mit etwas Zitronen- oder Orangensaft aufpeppen oder auf Früchtetee zurückgreifen. Aber Achtung bei Kräutertees: Kräuter sind

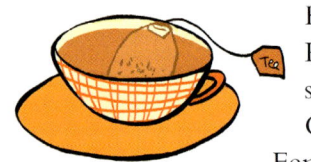 Heilpflanzen und haben eine starke Wirkung auf den Körper. Sie sind nicht als Durstlöscher gedacht und sollten darum auch nur in Maßen getrunken werden. Gegen eine Tasse Pfefferminz-, Kamillen- oder Fencheltee ist aber nichts zu sagen.

Falls du anfänglich Probleme mit der vorgeschriebenen Trinkmenge haben solltest, sei dir gesagt: Du trinkst dich immer »durstiger«. Das heißt, es fällt dir mit jedem Tag leichter, mehr zu trinken. Das »Toilettenproblem« ist mit der Zeit auch keines mehr. Deine Blase wird trainiert und lernt bald, mehr Flüssigkeit aufzunehmen und länger zu halten.

ISS, WAS DIR SCHMECKT!

Jetzt hast du schon das Wichtigste über das Kartenspiel erfahren. Fassen wir noch einmal zusammen: Du hast die für dich richtige Anzahl Karten gefunden und dich in der Tabelle auch schon über die »Kosten« der wichtigsten Lebensmittel informiert. Von dem einen oder anderen Leckerbissen wirst du dich gedanklich bereits verabschiedet haben, weil er dir zu teuer ist. Einem Croissant vielleicht. Es kostet immerhin sieben Korn/Zucker-Karten. Es liegt an dir, was du aus deinen Karten machst. Doch du brauchst nicht streichen, was dir bisher so gut geschmeckt hat. Es darf ruhig auch mal eine Leckerei geben, wenn du dafür den Rest des Tages mit den noch verbliebenen Karten auskommst. Warum also nicht auch ein Besuch in der Eisdiele, wenn du dich dafür am Abend mit einem Salat begnügst? Nach etwas Zeit des Übens wird es dir spielend gelingen, zu essen, was dir schmeckt, und dabei fröhlich Gewicht zu verlieren.

GIBT ES WIRKLICH EINEN »ALLES, WAS ICH WILL«-TAG?

»Stimmt es, dass man an einem Tag mal total über die Stränge schlagen darf und keine Angst haben muss, dass man gleich wieder zunimmt?«
Ja, so einen »Alles, was ich will«-Tag gibt es in der Tat. Der Grund: Wenn man täglich das Gleiche isst, reagiert der Stoffwechsel am Ende etwas träge. Schlägt man aber mal über die Stränge, trickst man sozusagen den Stoffwechsel aus und kurbelt die Fettverbrennung etwas an. So ein Tag hat aber noch einen weiteren Vorteil: Man bleibt motiviert, da man beim Abnehmen auf nichts verzichten muss. Dennoch sollte so ein Schlemmertag die Ausnahme sein und nicht öfter als ein- bis zweimal im Monat stattfinden.

DINNER OHNE REUE!

Essen ist lebensnotwendig. Essen ist lecker. Essen macht Spaß. Aber viele Mädchen, die mit ihrem Gewicht Probleme haben, bekommen ein schlechtes Gewissen, sobald sie etwas essen, oder sehen Essen sogar als Bedrohung. Die Folge: Sie essen heimlich, hastig, unkontrolliert oder verbieten sich sogar das Essen. Falsch! Man sollte sich gar nichts verbieten, auch nicht Süßigkeiten. Denn genau darauf hat dein Körper dann erst recht Appetit. Erinnerst du dich noch an deine Kindheit und wie es war, wenn dir deine Eltern etwas verboten haben? Hast du dir nicht heimlich ausgemalt, wie du das Verbot mit einer Ausrede oder einem Trick umgehen könntest? Genau das ist das Problem an Verbotenem. Es geht einem einfach nicht aus dem Kopf und man versucht es irgendwie zu umgehen.

Aus diesen Gründen gibt es in unserem »Iss dich schön«-Ratgeber auch keinerlei Verbote. Je strenger nämlich ein Ernährungsplan ist, umso größer ist die Gefahr, dass man ihn in die Ecke schmeißt und irgendwann einfach gierig riesige Mengen der »verbotenen« Dinge in sich hineinschlingt. Hinterher hält man sich für einen Versager. Man glaubt, dass man es doch niemals schaffen wird, und kehrt, enttäuscht von sich selbst, zu den alten, schlechten Gewohnheiten zurück. Darum verwöhne dich ruhig ein Mal am Tag mit etwas Besonderem. Freue dich darauf und baue es in deinen Tagesplan mit ein. Ein Stückchen Schokolade vielleicht, das du ganz genüsslich im Mund zergehen lässt. Man hat erwiesenermaßen weniger Lust auf Süßes, wenn man sich ab und zu etwas gönnt.

Hast du Angst, von einem weiteren Stückchen Schokolade nicht die Finger lassen zu können, wenn du erst mal eins gegessen hast? Probier die folgende Übung gegen Heißhunger: Aufrecht hinstellen oder hinsetzen. Den Rücken dabei ganz gerade halten und den Bauchmuskel so fest wie möglich einziehen. 30 Sekunden lang die Spannung halten. Dann zwei Sekunden entspannen. Dreimal wiederholen. Du wirst dich wundern, wie schnell dein Heißhunger verschwindet. Toller Nebeneffekt: Du bekommst dabei sogar noch einen festeren Bauch!

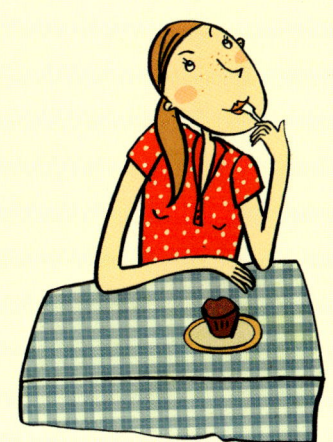

Kapitel 4

SCHLANK OHNE DIÄT

SCHLANK OHNE DIÄT –
DEIN SPEISEPLAN FÜR EINE TOLLE FIGUR!

Keine Spur von Hunger oder freudlosem Kalorienzählen! Mit unseren Rezepten kannst du dich genussvoll satt essen. Gleichzeitig garantieren sie dir, dass du dich supergesund ernährst, dabei schön schlank wirst und es vor allem auch bleibst!

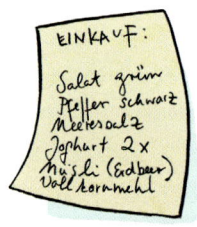

DAS RICHTIGE ESSEN ZUR RICHTIGEN ZEIT

Lust auf einen kleinen Test vorweg?
Wie gut kennst du dich eigentlich aus, wenn es um deine Ernährung geht? Hier kannst du dich gleich mal testen:

1. Welche von diesen Einstellungen könnte auf dich zutreffen?
- a) Die Inhaltsstoffe in der Nahrung sind mir eigentlich egal.
- c) Ich achte schon darauf, was ich esse.
- b) Ich weiß, wenn ich beim Essen sündige.

2. Welche Nascherei würdest du am liebsten wählen?
- c) Ein Pfefferminz-Kaugummi.
- a) Einen Nuss-Karamell-Schokoriegel.
- b) Eine Schoko-Reiswaffel.

3. Welchen Titel würde man dir wohl verleihen?
- c) Gleichgewichtsakrobatin
- a) Hotdog-Weltmeisterin
- b) Ernährungswissenschaftlerin

4. Wie startest du in den Tag?
   a) Ich hol mir schnell was vom Bäcker.
   b) Mit einem Milch-Shake und einem Donut.
   c) Meist mit einem Müsli.

5. Was naschst du abends beim Fernsehen?
   b) Schon mal Chips, aber nicht mehr als eine Handvoll.
   c) Am liebsten frisches Obst oder Joghurt.
   a) Von Gummibärchen kann ich leider nicht genug kriegen.

6. Für welches Mittagessen würdest du dich entscheiden?
   a) Es geht nichts über einen Burger und Pommes.
   b) Reis mit Hähnchenbrust und Gemüse.
   c) Einen großen Teller Salat.

ERGEBNISSE

A Du hast **hauptsächlich A** gewählt:

Dein Wissen über eine gesunde Ernährung ist wirklich nicht gut. Da kommen unsere Rezepte ja für dich genau richtig. Nimm sie in deinen Speiseplan auf. Du wirst sehen, schon nach wenigen Tagen wirst du dich gesünder, fitter und auch schlanker fühlen.

B Du hast **hauptsächlich B** gewählt:

Dir sind die Tücken einiger Nahrungsmittel durchaus bewusst. Doch bis jetzt hast du einfach darüber hinweggeguckt, weil du gerade diese so lecker findest. Eines können wir dir versprechen: Unsere Rezepte werden dir ebenso schmecken und am Ende lacht dir damit auch noch eine tolle Figur.

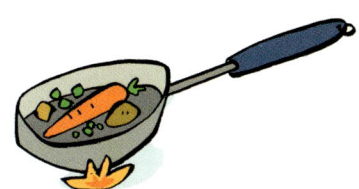

C Du hast **hauptsächlich C** gewählt:

Was gesundes Essen anbelangt, bist du wirklich gut informiert. Jetzt musst du dein Wissen über eine ausgewogene Ernährung nur noch in die Tat umsetzen. Lies dir unsere Speisevorschläge aufmerksam durch. Damit ernährst du dich nicht nur richtig, deine Pölsterchen werden sich bald auch in Luft auflösen.

MIT RICHTIGEM FRÜHSTÜCK GEHT'S LOS: VOLLES KORN BEI BRÖTCHEN & CO!

Du isst morgens am liebsten Nuss-Nugat-Creme-Brötchen, Honigbrot oder Marmeladentoast? Weg damit! Das alles ist reines Zuckerfrühstück. Schau dir die Liste der beigen **Korn/Zucker**-Karten des vorigen Kapitels an. Weiß-

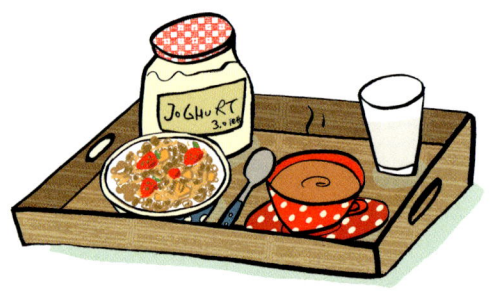

mehlbrötchen, -brot oder -toast = Zucker. Nuss-Nugat-Creme, Marmelade oder Honig = Zucker. Also die reinen Dickmacher, die einen obendrein nicht mal lange satt halten. Besser sind Brötchen, Brot oder Toast
aus Vollkorn. Auch wenn Vollkornprodukte etwas mehr Kalorien haben, so lohnt es sich, hier zuzugreifen. Durch die Körner bzw. durch das grobe Mehl, mit dem sie gebacken werden, liefern sie zusätzliche Ballaststoffe, die gut für die Verdauung sind, sowie Fette, die satt machen. Wähle als Aufstrich Quark oder Hüttenkäse dazu oder als Belag fettreduzierten Frisch- oder Hartkäse. Ein No-go ist Käse ab 45 % F.i.Tr. (= 45 % Fett in der Trockenmasse). Er enthält fast die doppelte Menge Fett.

Deine Kartenbilanz für ein Vollkornbrot-Frühstück:
1 Scheibe Brot, 1 Brötchen, 1 Scheibe Toast = 1 beige Karte
2 EL 0,1 %-Quark, Hüttenkäse = 1 rote Karte
1 Scheibe fettreduzierter Käse = 2 rote Karten

Hier ist für jeden das richtige dabei

Morgen-Müsli für Süssschnäbel

Du magst es morgens lieber süß? Müsli, das du selbst herstellst, ist die beste Alternative. Du mischst zwei Esslöffel Haferflocken mit 30 Gramm gewürfelten Trockenfrüchten, gibst ein halbes Glas fettarme Milch und zum Süßen einen Teelöffel Honig oder Ahornsirup dazu.

Deine Kartenbilanz für dein Morgen-Müsli:
2 EL Haferflocken = 1 beige Karte
½ Glas fettarme Milch = 1 rote Karte
30 g Trockenfrüchte = 1 beige Karte
1 TL Honig oder Ahornsirup = Joker-Karte

Hände weg von Fertigmüsli und Frühstücksflocken!

Müsli-Fertigmischungen sind absolute No-gos. Sie enthalten bis zu 20% Fett und sehr viel Zucker. Lass dich nicht von der Packungsangabe täuschen, denn auch Glucose, Dextrose, Maltodextrin, Lactose und Fructose sind nichts anderes als Zucker (siehe Kapitel 5). Fertige Frühstücksflocken können ebenfalls riesige Zuckerfallen sein. Schau dazu auch in unsere »Süße Hitliste« (S. 91). Du findest sie ebenfalls im fünften Kapitel. Willst du dennoch nicht auf deine geliebten Frühstücksflocken verzichten, dann achte unbedingt darauf, dass es sich um eine ungesüßte Flockenmischung handelt, am besten in Bio-Qualität. Sättigender wird dein Müsli, wenn du frisches Obst, fettarme Milch, Joghurt oder Quark dazugibst.

Power-Breakfast

Steht eine schwere Schulaufgabe oder ein Sportfest auf dem Plan? Ein Müsli aus drei Esslöffeln Cornflakes, einem Achtelliter Milch, einer Banane, einem Esslöffel gehackte Nüsse, etwas Zimt und einem Teelöffel Zucker ist ein echter Kraft-Mix. Die Cornflakes mit der Milch verrühren. Die Banane in Scheiben schneiden und die gehackten Nüsse unterheben. Mit etwas Zucker abschmecken.

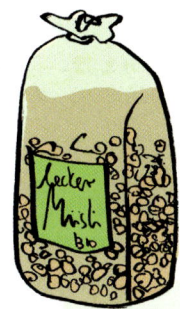

Deine Kartenbilanz für das Power-Breakfast:
50 g Cornflakes = 3 beige Karten
1 kleine Banane = 1 beige Karte
1 Glas Milch 1,5 % (250 ml) = 1 rote Karte,
1/2 TL Zucker oder Honig = Joker-Karte

DAS ANDERE FRÜHSTÜCK!

Wer morgens gar keinen so großen Appetit hat oder beige **Korn/Zucker**-Karten sparen will, kann auch mit einem kleinen Obstsalat starten. Etwas Joghurt dazu oder Quark, fertig. Herzhaftere Variante gefällig? Misch dir deinen Quark mit Tomaten, Radieschen oder Gurken.

Beide Frühstücksvarianten lassen sich schon am Abend vorbereiten. Das Obst oder Gemüse klein schneiden und mit etwas Zitronensaft beträufeln, damit es nicht braun wird, in ein Schraubglas füllen und in den Kühlschrank damit. Morgens brauchst du nur noch den Quark oder den Joghurt unterrühren.

Deine Kartenbilanz für dein Quark-Frühstück:
1 Becher Naturjoghurt (125 g) = 1 beige Karte
oder
wahlweise 4 EL Quark 20 % = 2 beige Karten
Obst oder Gemüse = grüne Karten

❀ ❀ ❀ Mit dem Frühstück kommen der Stoffwechsel und auch dein Gehirn in die Gänge! ❀ ❀ ❀

FRÜHSTÜCKSMUFFEL, AUFGEPASST!

Du bringst in aller Herrgottsfrühe keinen Bissen runter? Dann trinke wenigstens etwas, bevor du in die Schule oder zur Arbeit gehst. Denn dein Gehirn benötigt dringend Nahrung, um arbeiten und sich konzentrieren zu können. Am besten suchst du dir aus den nachfolgenden Shake-Rezepten etwas aus und guckst dir auch gleich unsere Vorschläge für Pausenbrote und Snacks an. Wenn du nicht frühstückst, musst du unbedingt in der Pause etwas essen!

GUTE-LAUNE-DRINK

Für diesen leckeren Frühstücks-Shake brauchst du 250 Milliliter fettarme Milch, einen Becher Joghurt 1,5 % oder 250 Milliliter Kefir 1,5 %. Du füllst es in ein hohes Gefäß (bei Joghurt noch etwas Wasser zugeben) und gibst reifes, weiches Obst dazu. Tipp: Obst, das vielleicht schon einige braune Flecken hat und nicht mehr so schön aussieht, eignet sich für Shakes noch immer prima. Du schälst das Obst, schneidest es in kleine Stücke und mixt es mit dem Zauberstab (Rührstab) so lange, bis die Obststückchen ganz »verschwunden« sind. Gesüßt wird entweder mit einem Teelöffel Honig oder Marmelade. Wer unbedingt will, kann auch Süßstoff verwenden (siehe aber auch unsere Anmerkungen zu Süßstoff im fünften Kapitel). Kleiner Tipp: Probier den Shake vor dem Süßen, vielleicht ist das Obst ja schon süß genug und du brauchst gar keinen Zucker mehr.

Deine Kartenbilanz für den Gute-Laune-Shake:
250 ml fettarme Milch = 2 rote Karten
125-g-Becher Jogurt 1,5 % = 1 rote Karte
bzw. 250 ml Kefir 1,5 % = 2 rote Karten
Honig/Marmelade = Joker-Karte

BEERIGER SOMMER-SHAKE

Für diesen Hit für heiße Sommertage brauchst du ein halbes Paket Tiefkühl-beeren (kurz antauen lassen) und die gleiche Menge Milch und Joghurt bzw. Kefir. Dann rührst du ihn genauso wie den Gute-Laune-Drink an. Wenn du es etwas sättigender magst, kannst du noch eine reife Banane mitpürieren.

Deine Kartenbilanz für den Sommer-Shake:
½ Paket Tiefkühlbeeren (250 g) = 3 grüne Karten
250 ml fettarme Milch = 2 rote Karten
125-g-Becher Joghurt 1,5 % = 1 rote Karte
oder
250 ml Kefir 1,5 % = 2 rote Karten
1 kleine Banane = 1 beige Karte

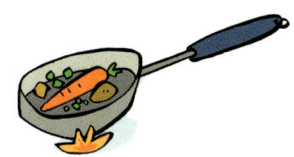

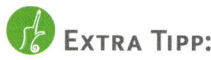 **EXTRA TIPP:**

Schläfst du morgens gern bis zur letzten Minute, dann bereite den Frühstückstrunk schon am Vorabend zu. Gieße ihn in eine saubere Schraubverschlussflasche und stelle ihn in den Kühlschrank.
Verträgst du keine normale Milch? Laktosefreie Milch oder Sojamilch eignen sich für einen Shake genauso gut!

FETTARME MILCH IST GESUND!

Wer gerne Milch trinkt, der sollte in Zukunft zur fettreduzierten Variante greifen. Kaum zu glauben, fettarme Milch (1,5 %) enthält zudem noch viel mehr Kalzium und B-Vitamine als Vollmilch. Ein echter Schlankmacher ist auch Buttermilch. Sie entsteht bei der Herstellung von Butter, enthält fast kein Fett, aber dafür alle wichtigen Nährstoffe der Milch.

... LILA PAUSE!

PAUSENBROTE & SNACKS

Soll deine Ernährungsumstellung auch wirklich klappen, musst du den Schulkiosk oder die Kantine von nun an wahrscheinlich vergessen. Denn in der Regel ist alles, was es dort zu kaufen gibt, viel zu zuckerhaltig und zu fett. Am besten ist es, du schmierst dir dein Pausenbrot selbst. Beim Zubereiten kannst du in Ruhe ausrechnen, welche Karten des »Iss dich schön«-Kartenspiels es dich kostet und welche dir für den Rest des Tages bleiben. Hinzu kommt, dass die Methode der Selbstversorgung sehr viel preiswerter ist und du im Monat einiges an Geld sparen kannst.

LECKERSCHMECKER-SANDWICH

Wie wäre es mit einem Energiehappen aus Vollkornbrot mit Frischkäse und magerem Schinken oder Putenbrust? Belegst du das Brot noch mit Tomaten- oder Gurkenscheiben, schmeckt es noch leckerer. Du kannst aber auch Cocktailtomaten, eine Orange, einen Apfel oder sonstiges Obst dazu essen. Damit wäre dann auch schon ein erster Anteil deiner Tagesmenge an Obst und Gemüse gedeckt.

Deine Kartenbilanz für das Pausen-Sandwich:
1 Scheibe Vollkornbrot (50 g) = 2 beige Karten
2 EL Frischkäse oder Quark 20 % = 1 rote Karte,
1 Scheibe Schinken oder Putenbrust = 1 rote Karte
Obst/Gemüse = grüne Karten

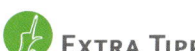 **Extra Tipp:**

Achtung bei Salami! 30 Gramm (ca. 4 dünne Scheiben) haben allein sieben Gramm Fett. Dieselbe Menge Putenbrust oder magerer Schinken enthält dagegen nur 2 Gramm Fett. Auch Leberwurst sollte von nun an nicht mehr in deine Einkaufstüte. Damit schmierst du dir satte 20 Gramm Fett aufs Brot. Das ist der Fettbedarf eines ganzen Tages! Probiere stattdessen mal einen pflanzlichen Bio-Aufstrich aus. Er schmeckt ähnlich, hat aber nur 3,7 Gramm Fett.

PRAKTISCHE BOXEN UND BEHÄLTER

Besorge dir kleine Essensbehälter, die extra für den Transport von Broten und anderen Snacks gedacht sind. Du bekommst sie in witzigen Farben und in allen Größen. So ausgestattet, kannst du zukünftig mitnehmen, was dir schmeckt und – ganz wichtig – was zu deiner neuen Ernährung passt.

PIKANTER CHICKEN-SNACK

Lust auf mehr? Hühnchensalat ist eine prima Sache! Besonders lecker ist er, wenn du ihn schon abends vorbereitest. Dann kann sich der Geschmack über Nacht so richtig schön ausbilden. Du schneidest 80 Gramm kaltes Geflügelfleisch (gekocht oder gebraten) in Streifen. Anschließend rührst du drei Esslöffel Frischkäse (13 %) mit etwas warmem Wasser glatt und würzt ihn mit Salz und Pfeffer. Jetzt würfelst du noch eine Essiggurke und einen Apfel, gibst beides zum Frischkäse und dann das Geflügelfleisch dazu. Den Hühnchensalat füllst du in eine Snackbox und stellst ihn in den Kühlschrank.

Deine Kartenbilanz für den Chicken-Snack:
80 g Geflügelfleisch = 2 rote Karten
3 EL Frischkäse 13 % = 1 rote Karte
Gurke und Apfel = grüne Karten

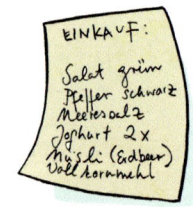

SCHÖNER QUARK!

Ein Kräuterquark ist nach stressigen Schulstunden besonders erfrischend und richtig wohltuend in der Pause. Auch er lässt sich ganz einfach selbst herstellen: Du rührst vier Esslöffel eines 20%igen Quarks mit ein bis zwei Esslöffel Mineralwasser an (dann wird er cremiger) und würzt ihn mit Salz und Pfeffer. Jetzt würfelst du noch ein Stück grüne Gurke oder eine Essiggurke sowie eine Paprikaschote (rot oder grün) und mischst alles unter. Dann kommt noch eine Handvoll Schnittlauch hinein (am besten mit einer Haushaltsschere schneiden) und fertig ist der coole Quark. Tipp für Faule: Fertiger Kräuterquark geht auch, dann dazu einfach noch das Gemüse reinschnippeln.

Deine Kartenbilanz für den Kräuterquark:
4 EL Quark 20 % = 2 rote Karten
Gurke, Paprika und Schnittlauch = grüne Karten

AUF DIE SÜSSE TOUR!

Wie wäre es zwischendurch mal mit einem süßen Obstquark? Hier wieder vier Esslöffel des 20%igen Quarks mit ein bis zwei Esslöffel Mineralwasser glatt rühren und mit einem Teelöffel Honig oder Marmelade abschmecken. Dann noch frisches Obst wie Äpfel, Birnen, Nektarinen, Pfirsiche oder Beeren dazufügen. Achtung, keine Kiwis oder Melonen nehmen, sie werden im Quark bitter!

Deine Kartenbilanz für den Obstquark:
4 EL Quark 20 % = 2 rote Karten
1 TL Honig oder Marmelade = Joker-Karte
Äpfel, Birnen etc. = grüne Karten

QUARKSPEISE MIT NUSS UND ZIMT!

Wenn du zum Obstquark noch zusätzlich 20 Gramm gehackte Mandeln, eine Prise Zimt (Menge, die du zwischen Daumen und Zeigefinger aufnehmen kannst) und zwei Esslöffel grobe Haferflocken dazugibst, erhältst du eine superleckere Quarkspeise, die richtig sättigt und auch mal eine komplette Mahlzeit ersetzen kann. Wer eine »schlankere« Variante bevorzugt, wählt statt Quark einen fettarmen Joghurt (1,5 %).

Zur Kartenbilanz des Obstquarks kommen noch hinzu:
20 g gehackte Mandeln = 2 gelbe Karten
2 EL grobe Haferflocken = 1 beige Karte

> ### TIEFKÜHLKOST BESSER ALS IHR RUF
> Bevor wir zu den Hauptmahlzeiten kommen, möchten wir noch kurz etwas zu Tiefkühlobst und -gemüse sagen. Es ist in der Regel vitaminreicher als frisches Obst und Gemüse, weil es richtig reifen kann und sofort nach der Ernte verarbeitet wird. Außerdem ist Tiefkühlkost bereits geputzt und portioniert, das erspart dir eine Menge Arbeit beim Kochen.
> Entscheidest du dich sogar noch für Bio-Tiefkühlkost, steht einer gesunden Ernährung gar nichts mehr im Weg.

... LUCKY LUNCH-TIME!

MITTAGESSEN BRINGT POWER FÜR DEN NACHMITTAG!

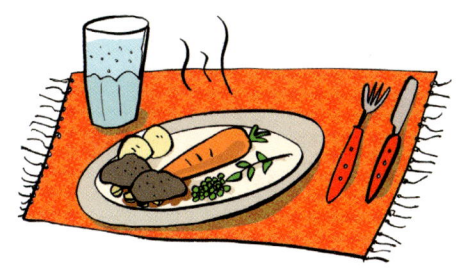

Mittags was Richtiges essen, das gibt nicht nur neue Kraft fürs Lernen, Hausaufgaben oder Freizeitspaß, sondern hilft dir auch, die regelmäßigen Mahl-»Zeiten« einzuhalten. Wer abnehmen will, sollte auf mindestens drei Hauptmahlzeiten täglich achten, darüber haben wir ja schon im zweiten Kapitel berichtet. Wirst du zu Hause bekocht? Klasse. Dann solltest du deinen Speiseplan mit der Familie absprechen. Wir sind sicher, dass bei unseren Rezepten für jeden Geschmack etwas dabei ist. Wer in der Schule oder Kantine isst, hat es da etwas schwerer. Am besten wählst du unter dem Angebotenen das aus, was am besten in deinen Plan passt, und greifst bei Gemüse, Salat, Geflügel und Kartoffeln zu.

Reis, Nudeln und Soße lässt du links liegen. Oder du wirst gleich zum Selbstversorger. So bist du auf der sicheren Seite, was deinen Ernährungsplan angeht. Die praktischen Boxen bzw. Behälter haben wir ja bereits erwähnt. In ihnen kannst du von der Suppe (Thermoskanne) über Salat bis hin zum Power-Snack alles transportieren. Die Speisen bleiben darin auch nach mehreren Stunden frisch und lecker.

BLUBB, SPINAT!

Wetten, du wirst dich wundern, wie lecker Spinat schmecken kann! Schneide eine kleine Zwiebel und eine Scheibe rohen Schinken klein. Erhitze einen Teelöffel Pflanzenöl in der Pfanne auf mittlerer Hitze, gib den Schinken und die Zwiebel dazu und lass sie ein bisschen braun werden. Dann nimmst du so viel tiefgekühlte Spinatbällchen aus der Tüte, wie du magst, und legst sie in die Pfanne. Nun die Hitze auf klein stellen, Deckel drauf und den Spinat so lange auf dem Herd lassen, bis er aufgetaut ist. Jetzt noch drei Esslöffel 13%igen Frischkäse unterrühren. Nun machst du den Herd aus und lässt den Spinat noch ein wenig stehen, bis der Frischkäse sich ganz aufgelöst hat. Mit etwas Pfeffer abschmecken, aber mit Salz vorsichtig sein, weil der rohe Schinken schon genug Würze bringt. Solltest du etwas mehr Soße wünschen, kannst du noch eine halbe Tasse Gemüsebrühe dazugießen. Dazu passen Kartoffeln, aber auch Pasta.

Deine Kartenbilanz für den Spinat:
1 Scheibe rohen Schinken, 50 g = 1 rote Karte
3 EL Frischkäse 13 % = 1 beige Karte
Spinat = 1 grüne Karte

❀ ❀ ❀ Kartoffeln sind Dickmacher? Von wegen!
Kartoffeln haben nur 70 kcal pro 100 Gramm, das ist weniger als ein Apfel. Direkt unter der Schale stecken übrigens die meisten Nährstoffe, also am besten mit der Schale kochen, dann erst pellen. ❀ ❀ ❀

BUNTER POTATO SALAD

Schnippeln, futtern und dich wohlfühlen! Potato-Fans werden den leichten Kartoffelsalat lieben! Dafür 250 Gramm Kartoffeln (festkochende Sorte) mit der Schale kochen, dann pellen, in Scheiben schneiden und leicht salzen.

Zwei Scheiben gekochten Schinken und ein Bund Schnittlauch in Streifen schneiden. Danach einige Radieschen, zwei bis drei Essiggurken sowie einen grünen Apfel würfeln, mit dem Schinken und dem Schnittlauch zu den Kartoffeln geben. Für die Salatsoße: einen Becher Joghurt (1,5 %), einen Teelöffel Olivenöl, etwas aufgelöste Gemüsebrühe (eine kleine Tasse) mit Pfeffer und etwas scharfem Senf verrühren. Die noch warmen Kartoffeln mit der Soße anmachen. Am besten schmeckt der Kartoffelsalat, wenn du ihn eine Stunde (gerne auch länger) ziehen lässt. Dann können die Zutaten ihren Geschmack richtig gut entfalten.

Deine Kartenbilanz für den Potato Salad:
Kartoffeln = 2 beige Karten
Joghurt 1,5 % = 1 rote Karte
Öl = Joker-Karte
100 g Schinken = 2 rote Karten
Radieschen, Gurken und Apfel = grüne Karten

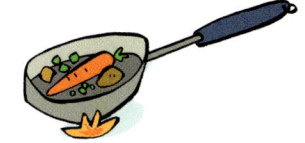

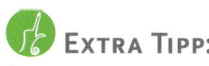 **EXTRA TIPP:**
ISS LANGSAM!
Nicht schlingen, sondern Zeit fürs Essen nehmen. Nur dann hat dein Magen die Möglichkeit, das »Ich bin satt«-Gefühl ans Gehirn zu senden. Außerdem solltest du jede deiner Mahlzeiten richtig genießen.

KOHLRABI MIT SCHAFSKÄSE IST COOL!
Isst du gerne auch mal ausgefallene Sachen, dann wird dir dieses Rezept schmecken: Kohlrabi schälen, halbieren und dann die Hälften in Streifen schneiden. Die Streifen in eine Pfanne geben, in der du einen Teelöffel Pflanzenöl erhitzt hast. Die Kohlrabistreifen bei mittlerer Hitze etwas anbraten, bis die Stücke einen leicht braunen Rand bekommen. Jetzt etwas Gemüsebrühe darübergießen. Dann einen Deckel auf die Pfanne geben und den Kohlrabi bei leichter Hitze dünsten. Ein wenig knackig sollten die Stücke noch bleiben. Kurz bevor sie fertig sind, legst du 30 Gramm ganz dünn geschnittenen Schafskäse darüber, gibst den Deckel noch einmal drauf, stellst den Herd ab und wartest, bis der Käse geschmolzen ist. Zum Schluss würzt du mit etwas Salz und Pfeffer. Wer mehr Soße möchte, kann Gemüsebrühe dazugießen und eventuell zusammen mit dem Schafskäse noch drei Esslöffel

Frischkäse (13 %) verwenden. Wer es pikant mag, schmeckt die Soße mit etwas scharfem Senf ab. Dazu passen am besten Pellkartoffeln.

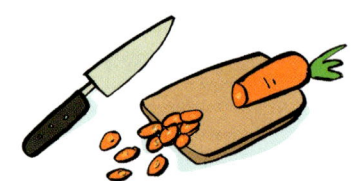

Deine Kartenbilanz für Kohlrabi mit Schafskäse:
30 g Schafskäse = 1 beige Karte
1 Kohlrabi = 1 grüne Karte
3 Pellkartoffeln = 2 beige Karten
eventuell
3 EL Frischkäse 13 % = 1 beige Karte

SCHLANKMACHER ASIA-FOOD!

Hast du dich schon mal gefragt, warum Asiatinnen so schön schlank sind? Die leichten Zutaten, Kräuter und Gewürze der Asia-Küche schmecken lecker und sind ideal bei Figurproblemen.

Das Besondere an diesem Gericht ist: Du kannst es als Gemüse, aber auch als Asia-Suppe zubereiten. Für beides benötigst du: einen halben Beutel tiefgefrorenes Asia-Gemüse (250 g), ein Päckchen chinesische Gewürzmischung, Sojasoße und Gemüsebrühe.

In einer Pfanne oder in einem Wok lässt du etwas Öl heiß werden. Dann schüttest du das gefrorene Gemüse hinein und rührst einmal gut um. Deckel zu und das Gemüse ungefähr 10–15 Minuten bei kleiner Flamme oder mittlerer Hitze köcheln lassen. Wenn das Gemüse fertig ist (es sollte noch leicht knackig sein), würzt du es mit aufgelöster Gemüsebrühe, Sojasoße und der Gewürzmischung nach deinem Geschmack. Jetzt den Herd ausschalten und das Ganze noch einige Minuten ziehen lassen. Wer mag, kann noch klein gehackte Ingwerwurzel oder etwas Knoblauch untermischen. Willst du eine Suppe daraus machen, gießt du einfach mehr Gemüsebrühe in das Gemüse.

Deine Kartenbilanz für das China-Gemüse/Suppe:
Gemüse = grüne Karten
Öl = Joker-Karte

Das Tolle an diesem Gericht ist: Es ist nicht nur ein echter »Kartensparer«, du kannst davon auch so viel essen, wie du willst. Da ist selbst eine Portion Reis und/oder ein Putenschnitzel drin. Das Schnitzel bereitest du ebenfalls auf asiatische Art zu. Du schneidest es in feine Streifen, würzt und brätst es in einer Pfanne an, löschst es mit etwas Sojasoße ab und mischst die Putenstreifen unter das Gemüse.

Deine Kartenbilanz für Reis und Pute:
Putenschnitzel 125 g = 3 rote Karten
40 g Reis = 3 beige Karten

GUT ZU WISSEN!

➡ **Vorsicht vor Paniertem.** Die Panade schlägt mit 20 Gramm Fett dick an. Viel besser und gesünder ist ein Putenschnitzel oder ein Stück Hähnchenbrust. Natur gebraten haben beide nur schlanke 5 Gramm Fett!

➡ **Salat enthält kein Fett und ganz wenig Kalorien.** Mit Hühnchen oder Thunfisch hält er auch lange satt.

➡ **Obst und Gemüse fünfmal am Tag ist ein Muss!** Aber nicht nur Rohkost essen! Sie ist für viele nicht verträglich. Außerdem entfalten die meisten Gemüsesorten ihre gesunde Wirkung erst durch das Kochen.

➡ **Besser dünsten als frittieren.** Du sparst dir eine Menge Fettkarten.

➡ **Zweimal Geflügel wöchentlich.** Das ist gesund und sichert den Eisenbedarf.

➡ **Fisch ist genauso supergesund.** Da sind wertvolle Omega-3-Fettsäuren drin, die deine Abwehrkräfte stärken.

GEHT'S AUCH OHNE FLEISCH?

»Ich esse grundsätzlich kein totes Tier. Meine Mutter meint, das sei ungesund.« Wenn du kein Fleisch magst, musst du darauf achten, dass du dir über andere Nahrungsmittel genügend Eiweiß zuführst. Du solltest darum viel Milch- oder Sojaprodukte, Getreide (Bratlinge, Vollkornbrot), Hülsenfrüchte (Erbsen, Bohnen, Linsen) in deinen Speiseplan aufnehmen. Außerdem solltest du mit Jodsalz würzen, damit kein Jodmangel entsteht.

... TRINK DICH FIT!

Schlapp, müde, kraftlos? Diese leckeren Durstlöscher sorgen nach der Schule oder dem Job zusätzlich für Power.

APFELTEE

Dafür einen halben grünen Apfel entkernen, schälen und das Fruchtfleisch reiben und anschließend in den Mixer geben. Eine halbe Limette schälen und die weiße Innenhaut entfernen. Zusammen mit 100 Milliliter eiskaltem grünem Tee und einem Teelöffel braunem Zucker im Mixer durchmixen. Dann zwei bis drei Esslöffel gestoßenes Eis dazu und nochmals kurz mixen. In ein Glas gießen und genießen.

Deine Kartenbilanz für den Apfeltee:
Apfel und Limette = grüne Karten
1 TL Zucker = Joker-Karte
Tee = frei

KOKOS-LASSI

Lassi ist ein herrlich erfrischender und dazu noch verdauungsfördernder Joghurt-Drink aus der ayuvedischen Küche. Mit Kokos schmeckt er sehr exotisch. Du gibst einen Becher Bio-Joghurt, einen Viertelteelöffel Vanillezucker, zwei Drittelliter Wasser und drei bis vier Esslöffel Kokosraspeln in einen Mixer und schlägst die Zutaten auf höchster Stufe schaumig. Magst du es gerne etwas süßer, dann mische noch etwas Honig unter.

Deine Kartenbilanz für den Kokos-Lassi:
1 Becher Bio-Joghurt 3,5 % = 2 rote Karten
Kokosraspeln 25 g = 3 beige Karten

... ABENDESSEN IST EIN MUSS!

DINNER LIGHT!

Abends solltest du zu leichten Speisen greifen und immer schon drei Stunden vor dem Schlafengehen essen. Das unterstützt deine Verdauung und hält dich schön schlank. Kleine Überraschung für Naschkatzen: Wir haben auch was Leckeres zum Knabbern im Angebot.

AVOCADO-KRABBEN-BROT

Wie wäre es, wenn du mal deine Mutter oder deine Freundin zu einem Delikatess-Brot einladen würdest?

Die Zutaten reichen für zwei Personen: eine halbe reife Avocado, etwas Zitronensaft, 50 Gramm Tiefsee-Krabben, zwei Scheiben Vollkornbrot, vier Esslöffel Frischkäse, grober Pfeffer zum Bestreuen und Zitronenspalten zum Garnieren. Zuerst den Stein der Avocado entfernen und die Frucht schälen. Fruchtfleisch in dünne Spalten schneiden, mit Zitronensaft beträufeln und abtropfen lassen. Die Brote mit Frischkäse bestreichen und mit Avocado-spalten und Krabben belegen. Mit Pfeffer bestreuen und mit Zitronenspalten garnieren.

Deine Kartenbilanz für das Krabbenbrot:
1/2 Avocado = 3 gelbe Karten
50 g Krabben = 1 rote Karte
4 EL Frischkäse 13 % = 1 rote Karte
2 Scheiben Vollkornbrot = 4 beige Karten

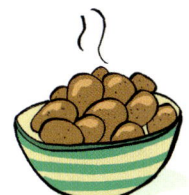

PUTEN-SANDWICH

Eine wunderbar leichte Abendmahlzeit ist ein pikant gewürztes Puten-Sandwich. Dafür eine Viertelmöhre schälen und fein raspeln. Etwas Schnitt-lauch in Röllchen schneiden. Einen Esslöffel Mayonnaise mit 25 Gramm Joghurt, den Möhrenraspeln und dem Schnittlauch verrühren. Mit Curry, Salz und Pfeffer würzen. Eine halbe Kiwi schälen und in Scheiben schneiden. Zwei Vollkornbrotscheiben mit Margarine oder Butter bestreichen. Eine Brotscheibe mit ein oder zwei Kopfsalatblättern, zwei Scheiben Putenbrust und der Kiwi belegen. Creme darauf verteilen.
Mit der anderen Brotscheibe bedecken.

Deine Kartenbilanz für das Puten-Sandwich:
2 Scheiben Vollkornbrot = 4 beige Karten
1 EL Mayonnaise = 1 Fett-Karte
25 g Joghurt = frei (das ist sehr wenig)
Kiwi = 1 grüne Karte
1 TL Butter/Margarine = 1 gelbe Karte
2 Scheiben Putenbrust (ca. 50 g) = 1 rote Karte

FRUCHTIGER REISSALAT

Bekömmlich, superschmackhaft und ein echter Schlankmacher ist ein Reissalat mit Ananas. Nicht nur Exotik-Fans werden ihn mögen. Du lässt dafür
40 Gramm Langkornreis in kochendem Salzwasser bei schwacher Hitze ca.
20 Minuten quellen. In der Zwischenzeit schneidest du zwei Ananasscheiben
in Stücke, würfelst eine Viertelpaprika (rot) und eine Scheibe Kassler-
Aufschnitt, schneidest eine Lauchzwiebel und eine halbe Chilischote in feine
Ringe. Dann verrührst du die Chili mit einer Viertelpackung Tomaten-
stückchen und schmeckst die Chili-Tomaten-Soße mit Salz, einem halben
Esslöffel Essig und einem Viertelteelöffel Zucker ab. Den fertigen Reis
abtropfen und abkühlen lassen. Zuletzt Ananas, Paprika, Lauchzwiebeln,
Kassler und Chilisoße mischen und ca. zehn Minuten ziehen lassen.

Deine Kartenbilanz für den Reissalat:
40 g Reis = 3 beige Karten
Ananas (frisch), Paprika, Tomaten, Lauchzwiebeln, Chilischoten = grüne Karten
Essig und Zucker = Joker-Karte
100 g Kassler-Aufschnitt = 3 rote Karten

❀ ❀ ❀ Glotze und Handy ausschalten!
Wer beim Essen liest, fernsieht oder telefoniert, merkt oft gar nicht, wann er
satt ist, und isst unnötig mehr. ❀ ❀ ❀

OBSTSALAT MIT JOGHURT UND HONIG

Hast du tagsüber mal ein bisschen über die Stränge geschlagen, dann ist der
lecker-leichte Obstsalat ideal. Zuerst eine Orange entsaften. Einen Apfel,
eine Birne und eine Banane schälen und in Spalten schneiden. Den Orangensaft mit einem Teelöffel Vanillezucker verrühren und damit das Obst
beträufeln. Jetzt das Ganze mit einem Becher fettarmem Joghurt und einem
halben Esslöffel flüssigem Honig glatt verrühren. Guten Appetit!

Deine Kartenbilanz für den Obstsalat:
Obst = grüne Karten
1 TL Vanillezucker und 1 TL Honig = Joker-Karte
1 Becher Joghurt 1,5 %= 1 rote Karte
1 kleine Banane = 1 beige Karte

ALLE DÜRFEN, NUR ICH DARF NICHT!

»Meine Freundinnen können so viel essen, wie sie wollen, und bleiben schlank. Nur ich nehme zu. Das ist echt ungerecht!«
Glaubst du wirklich, dass schlanke Mädchen Unmengen von Eis, Burgern, Kuchen usw. in sich hineinstopfen können, ohne zuzunehmen? Uns scheint, das ist eine falsche Wahrnehmung deinerseits. Frag doch einmal deine Freundinnen, dann wirst du feststellen, dass nur ganz wenige Mädchen unbegrenzt zuschlagen können.

NASCHKATZEN-NAHRUNG AUF VORRAT!

Du hast dir angewöhnt, vor dem Fernseher etwas zu knabbern? Na ja, eigentlich solltest du dir das schnellstens abgewöhnen. Vor allem, wenn du Nüsse, Salzstangen und Chips naschst. Wenn es aber gar nicht anders geht, dann leg dir zukünftig einen kleinen Naschvorrat aus 500 Gramm Erdbeeren, zwei Pfirsichen und 100 Gramm schwarzen Johannisbeeren an. Was du noch dafür brauchst, sind vier Einmachgläser und 500 Gramm fettarmer Joghurt. Los geht's: Du viertelst fünf Erdbeeren und legst sie beiseite. Die restlichen Erdbeeren pürierst du mit dem Pürierstab. Dann würfelst du die Pfirsiche in kleine Stückchen und zupfst die Johannisbeeren ab. Nun bedeckst du mit der Hälfte des Joghurts die Böden der vier Einmachgläser. Darauf schichtest du das Erdbeermus und die Pfirsichstückchen. Dann verteilst du den restlichen Joghurt darüber und belegst ihn mit den Johannisbeeren und Erdbeer-stückchen. Deckel zu und rein mit den Gläsern in den Kühlschrank.
Wenn dich beim Fernsehen die Naschlust überkommt, hast du jetzt an vier Abenden was echt Leckeres zu löffeln.

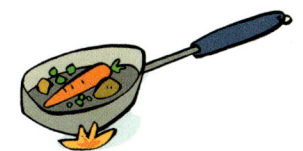

Deine Kartenbilanz für den Naschvorrat:
500 g Joghurt 1,5 % = 4 rote Karten
Obst = grüne Karten

❀❀❀ Karotte, Baby! Wann immer dich der Süßhunger überfällt, mit den kleinen, fertig geputzten und zuckersüßen Babykarotten aus dem Supermarkt kannst du ihn ganz toll stillen. ❀❀❀

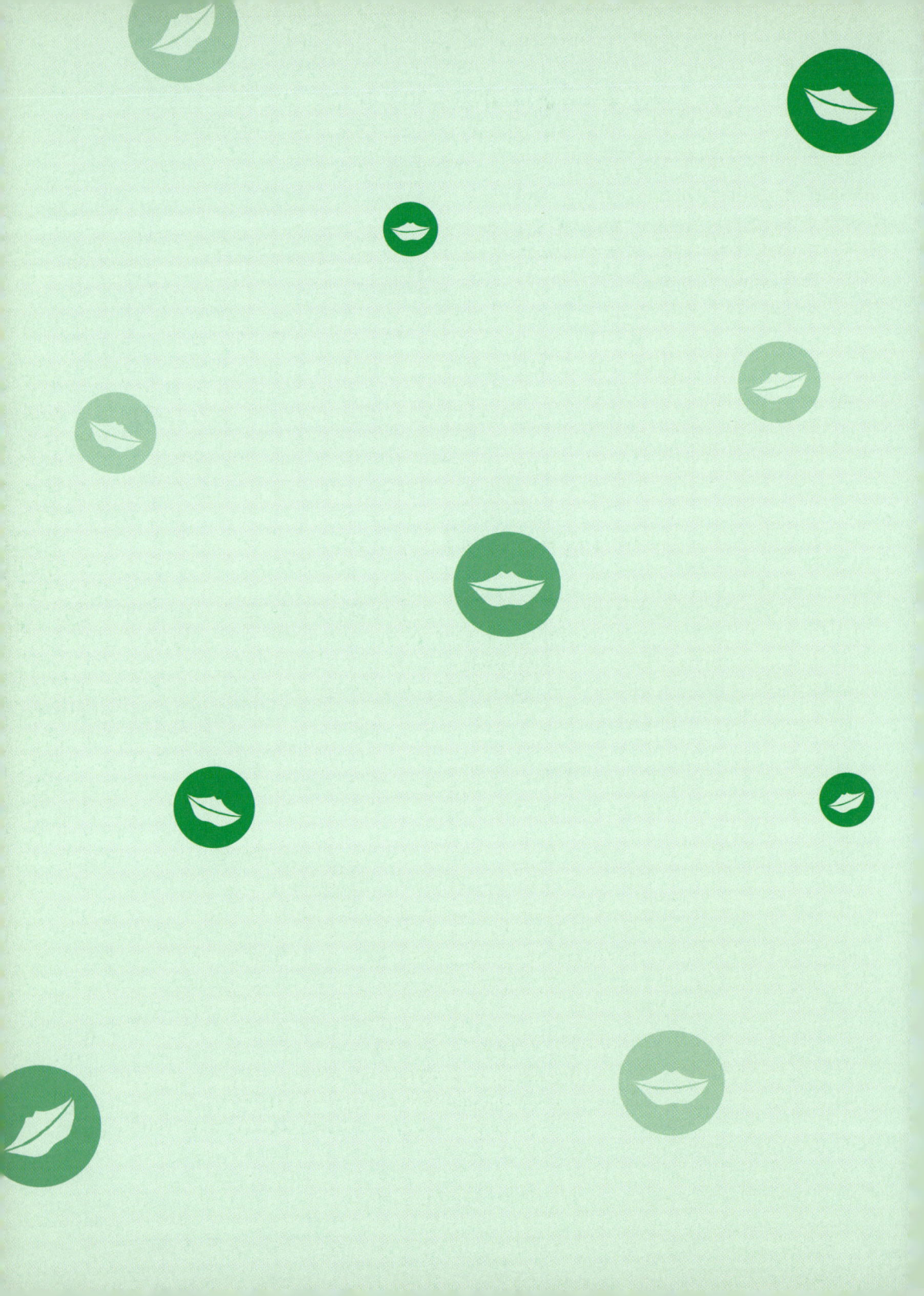

Kapitel 5

FIGURFALLEN

Figurfallen

Fast an jeder zweiten Ecke duftet es herrlich lecker aus Bäckereien und Kon-
ditoreien. Imbissbuden und Straßencafés laden zum Schlemmen ein, Süßig-
keiten-Regale im Supermarkt tun ihr Übriges. Überall lauern sie, diese fiesen
Dickmacher-Teufelchen, die dich mit List und Tücke zum Naschen verführen wollen. Hier verraten wir dir, wie du ihren Verlockungen erfolgreich widerstehen kannst und auch nicht in andere Kalorienfallen tappst.

Widerstehe den Verlockungen

Europameister in Sachen Übergewicht!

Im Jahr 2007 schafften die Deutschen einen traurigen Rekord. Zu diesem Zeit-
punkt waren 75,4 % der Männer und 58,9 % der Frauen in Deutschland übergewichtig. Damit gibt es in Deutschland mehr übergewichtige Menschen als in
jedem anderen Land Europas. In Sachen Übergewicht sind wir also auf Platz eins!
Auffällig ist, dass es überwiegend dicke Jugendliche sind, die zu dicken Erwachsenen werden. Guck dich einmal in deiner Schule, im Schwimmbad oder in der
U-Bahn um und du wirst sehen, dass es tatsächlich immer mehr dicke Kinder
und Jugendliche gibt. Woran liegt das? Ganz einfach, wir Deutsche essen mehr,
als wir verbrauchen. Es sind die vielen, vielen Dickmacher in den Supermärkten,
Imbissstuben, Kantinen und Restaurants, die uns zum häufigen und ungesunden
Essen verführen.

Dickmacher-Teufelchen!

Begleite uns doch einen Augenblick mal gedanklich in einen Supermarkt.
Nicht nur das Warenangebot ist gigantisch groß, es sind auch die Packungs-
größen. Da gibt es übergroße Tafeln Schokolade, Partyboxen mit Schoko-

küssen, Pralinen, Schokoriegel, Chips, Gummibärchen, 1,5-Liter-Flaschen Cola und Limo oder Familienpackungen mit Eiscreme und, und, und. Die Liste ließe sich beliebig verlängern. Auch in der Backwaren- abteilung sind jede Menge Dick- macher-Teufelchen zu haben. Vom mit Käse überbackenen Speck- brötchen bis zur Minipizza, vom gefüllten Croissant und Schokokrapfen bis zu üppig belegten Sandwiches. Und wo werden noch eimer- weise Popcorn und Burger mit Pommes in XXXL-Größe angeboten? Im Kino!

Wurde uns ein Außerirdischer beobachten, so hätte er sicherlich den Ein- druck, dass unsere größte Angst darin besteht, zu verhungern.

Uns ist diese Warenflut gar nicht mehr bewusst. Wir sind daran gewöhnt. Was passiert, wenn die Partybox mit Gummibärchen erst einmal geöffnet ist? Nehmen wir uns ein paar wenige heraus und stellen den Rest zurück in den Schrank? Natürlich nicht! Allen guten Vorsätzen zum Trotz greifen wir zu, bis wir die Box geleert haben. Stimmt doch, oder?

MIT VANILLEDUFT GEGEN NASCHLUST!

Dazu kommen noch die herrlichen Düfte bestimmter Speisen, die uns zum Naschen locken. Frischer Kuchen, zum Beispiel. Jetzt haben Wissenschaftler ein tolles Gegenmittel entdeckt: Wer bei Naschattacken den Duft von Vanille einatmet, verliert rasch die Lust auf Süßes. Das Vanillearoma regt die Aus- schüttung des Glückshormons Serotonin an, das wiederum unsere Appetitlust dämmt. Ihr Tipp: Naschkatzen sollten sich Räucherstäbchen mit Vanille oder Vanilleöl für die Duftlampe anschaffen.

Super gegen Naschgelüste wirkt auch der Duft von Vanilletee, wenn er uns aus einer großen Tasse entgegenströmt.

Junkfood? nein, danke!

Junkfood hört sich trendy an. Aber wenn du weißt, was der Name bedeutet, wird dir der Appetit schnell vergehen. Junk ist altes Zeug, Ramsch, Ausschussware, Schrott oder unbrauchbares Material. Food ist Nahrung, Kost oder Speise. Wörtlich übersetzt heißt Junkfood also Schrottnahrung oder Ramschessen. Lecker, was? Doch diese Übersetzung trifft den Nagel auf den Kopf. Junkfood ist nicht Fast food, wie viele meinen, und eben keine schnelle, sondern unbrauchbare Nahrung. Denn in Hamburgern und Ähnlichem stecken kaum Nähr- und Ballaststoffe. Darum sind sie schlecht für die Gesundheit und für die Verdauung.

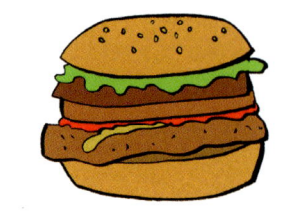

Kalorienbombe Burger!

Die leckerste und verführerischste Kombination, die es für uns Menschen gibt, ist die Verbindung von Fett, Zucker und Salz. In Junkfood ist von all dem eine Menge. Kein Wunder, dass uns zum Beispiel Hamburger so super schmecken, uns regelrecht süchtig machen können.

➡ Ein Burger mit allem ist mit 575 Kalorien schon ein Hammer, doch ein Burger XXL ist mit 1050 Kalorien der Dickmacher-König des Speiseuniversums schlechthin. Wenn du dazu noch eine Cola und eine kleine Portion Pommes wählst, schlägt das mit satten 500 Kalorien zusätzlich ins Gewicht.

➡ Wusstest du, dass eine kleine Portion Pommes bereits 255 Kalorien und eine große gar 875 Kalorien hat?

Aber auch die anderen Kalorienbomben solltest du kennen:

➡ Ein Dönerkebab im Fladenbrot hat ebenfalls satte 650 Kalorien und ist mit Knoblauchsoße und Zwiebeln dazu noch ein echter Date-Killer.

➡ Currywurst mit Soße und Pommes ist ebenfalls ein Kalorienriese der Junkfood-Palette. Die Wurst allein hat 770 Kalorien. Mit Pommes, Cola, Mayo oder Ketchup kommen 1250 Kalorien zusammen.

➡ Ein Hotdog bringt 360 Kalorien auf die Waage, ein Paar Wiener Würstchen mit Senf und Brötchen 330 Kalorien.

➡ Eine Pizza mit Salami, Käse und Tomaten schafft es locker auf 800 Kalorien und eine Pizza mit allem, wie die Quattro Stagione, sogar auf 900 Kalorien.

Eine Leberkäse-Semmel, die mittlerweile auch außerhalb der bayerischen Grenzen gefragt ist, besitzt runde 600 Kalorien bei 100 Gramm Leberkäse. Sie ersetzt mit fast 40 Gramm Fett gleich noch den durchschnittlichen Fettanteil von zwei Hauptmahlzeiten.

Wenn du dir vorstellst, dass ein Döner oder Hamburger mal schnell zwischendurch gegessen wird und die Hauptmahlzeiten und Getränke zu Hause noch obendrauf kommen, dann brauchst du dich echt nicht mehr zu wundern, dass man bei so einer Ernährung zunimmt.

❀ ❀ ❀ Vorsicht, Dickmacher!
Mit einem Vanille- oder Schoko-Milchshake schlürfst du pro 0,3 Liter gnadenlose 390 Kalorien in dich rein. Ein Glas Kakao hat ebenfalls 300 Kalorien. Von Popcorn heißt es immer, dass es keine Kalorien hat. Falsch. In 100 Gramm stecken 370 Kalorien. Hättest du das gedacht? ❀ ❀ ❀

WAS SIND EIGENTLICH KALORIEN GENAU?
»Was besagt das Wort Kalorie eigentlich? Gibt es ein Beispiel, damit ich mir das mit den Kalorien besser vorstellen kann?«
Das Wort Kalorie stammt aus dem Lateinischen und ist abgeleitet von dem Wort »Calor«, was Wärme heißt. Genau darum geht es, um Wärme bzw. um Energie, die mittels der Maßeinheit »Kalorie« gemessen wird. Der vollständige Ausdruck heißt Kilokalorie (abgekürzt kcal). Damit ist die Menge an Energie gemeint, die man benötigt, um einen Liter Wasser um ein Kelvin (das ist eine Temperatureinheit ähnlich wie Grad) zu erwärmen. Beispiel: Du nimmst eine Flasche Mineralwasser aus dem Kühlschrank, dann hat es eine Temperatur von 7 Grad. Um dieses Wasser auf Zimmertemperatur von 20 Grad zu erwärmen, benötigst du einen Energieaufwand von 13 Kilokalorien.
Mit der Energie bzw. den Kalorien, die eine Tafel Schokolade hat, nämlich ca. 530 kcal, könntest du 530 Liter Wasser um ein Kelvin erhitzen. Diese Energie nennt man auch Brennwert.
Der Brennwert eines Lebensmittels wird aber nicht nur in Kilokalorien gemessen, sondern auch in Joule. Eine Kalorie sind gleich 4,2 Joule. Du findest meist beide Angaben auf den Lebensmittelverpackungen. Die Kalorie ist für uns allerdings gebräuchlicher und verständlicher.

KALORIEN-RECHNER

Um den Kalorienbedarf eines Menschen festzustellen, haben Ernährungswissenschaftler folgende Formel entwickelt:

Kilogramm Körpergewicht · 24 Stunden · 1 kcal (4,2 kJ)

Die Formel errechnet den sogenannten Grundumsatz.

Eine 70 Kilogramm schwere Frau hat demnach einen Grundumsatz von 1680 kcal (7034 kJ).

Zum Grundumsatz muss aber noch ein Leistungsumsatz addiert werden.

Er hängt vom körperlichen Einsatz ab.

10 % bis 20 % für mäßige körperliche Bewegung

30 % für leichte körperliche Tätigkeit

50 % für mittelschwere körperliche Tätigkeit

70 % bis 100 % für schwere körperliche Tätigkeit.

Eine Frau mit 70 Kilogramm hat nach dieser Formel bei mittelschwerer körperlicher Tätigkeit einen täglichen Energieverbrauch von 1680 kcal (7034 kJ) plus 840 kcal (3517 kJ) für den körperlichen Einsatz, insgesamt also 2520 kcal (10 551 kJ).

FERTIGGERICHTE? BESSER NICHT!

Heutzutage muss alles schnell gehen, und seit es in fast jedem Haushalt eine Mikrowelle gibt, hat auch die Auswahl an Fertiggerichten enorm zugenommen. Nicht verwunderlich, dass es in den Supermärkten reihenweise Tiefkühltruhen und meterlange Regale mit vorgefertigten Gerichten gibt. Die muss man nur noch in die Mikrowelle schieben oder auftauen und fertig. Doch Vorsicht, hier lauern eine große Menge versteckter Kalorien. Damit uns die Gerichte richtig gut schmecken, ist hier – genau wie bei Junkfood – die Kombination von Zucker, Salz und Fett sehr beliebt. Darum lies besser erst einmal die Kalorienangabe auf der Verpackung, bevor du ein Fertigprodukt kaufst.

Aber diese Produkte haben meist noch einen weiteren entscheidenden Nachteil. Sie enthalten künstliche Aromastoffe, die sogenannten Geschmacksverstärker. Die Hersteller versuchen damit einen möglichst attraktiven Geschmack zu erzeugen, der in der Natur so nie vorkommt. Die Folge ist, dass wir uns bei häufigem Verzehr von Fertigkost an diesen intensiven Geschmack gewöhnen. Selbst zubereitetes Essen finden wir daher fad und es schmeckt uns nicht mehr. Nicht selten entsteht so eine gewisse Abhängigkeit von Fertigprodukten.

Zudem können Geschmacksverstärker und andere Zusatzstoffe von Fertigprodukten Allergien auslösen. Wenn du deine Gemüsepfanne, den Kartoffelbrei, das Putengeschnetzelte oder die Spaghettisoße selber machst, ist das also nicht nur kalorienärmer, sondern auch gesünder.

Es gibt inzwischen Hersteller, die Fertigprodukte ohne künstliche Zusatzstoffe anbieten. Checke aber auch hier erst mal die Kalorienangaben auf der Verpackung.

DIESES FETT KANNST DU DIR SPAREN!

Jede **Streichwurst**, ob Leberwurst oder Teewurst, besteht mindestens zur Hälfte aus Fett. Deshalb findest du sie auch gemeinsam mit Salami, Bratwürsten, Bockwürsten, Hotdogs oder Weißwürsten auf den Fettkarten des »Iss dich schön«-Kartenspiels.

Bei **Geflügel** sitzt das Fett in und direkt unter der Haut. Ein halbes Hähnchen mit Haut schlägt mit 750 Kalorien, ohne Haut dagegen nur mit ca. 375 Kalorien zu Buche. Also solltest du die Haut weglassen.

Fisch ist oft fett. Mit Forelle oder Meeresfrüchten bist du du auf der »mageren Seite«. Apropos Fisch, kein Fisch ist so fett wie die Panade, die ihn umgibt. Also runter damit!

Eine Faustregel bei **Käse**: Je härter ein Käse, umso weniger Fett, aber umso mehr Kalzium (gut für deine Knochen) enthält er.

Aus **Nüssen, Oliven, Kernen und Avocados** kann man Öl herstellen. Sie sind also fettreich und deshalb besser in Maßen zu genießen. Ganz auf sie verzichten solltest du aber nicht, denn Nüsse, zum Beispiel, sind gut für dein Gehirn.

Kuchen und Gebäck, besonders aus **Blätterteig**, können wahre Fettbomben sein. Ein Croissant, zum Beispiel, hat 425 Kalorien! Wenn es auch noch mit Schokolade oder Marzipan gefüllt ist, kommen schnell 500 Kalorien zusammen. Dagegen besitzt Gebäck aus **Hefeteig**, wie Rosinenbrötchen oder Schnecken, nicht einmal die Hälfte des Fettes.

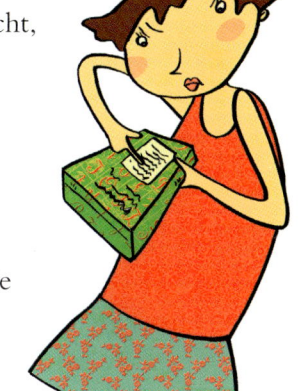

Bei **Eiscreme** muss man zwischen Milchspeiseeis und Sahneeis unterscheiden. 127 Kalorien bei 100 Gramm

Milchspeiseeis stehen 220 Kalorien bei 100 Gramm Sahneeis gegenüber. Das ist doch ein lohnenswerter Unterschied. Die beste Wahl ist ohnehin Fruchteis mit nur 80 Kalorien pro 100 Gramm.

TSCHÜSS, FETTFALLEN!

Weil es dazu noch eine Reihe Lebensmittel gibt, denen man nicht sofort ansieht, wie viel überflüssiges Fett in ihnen steckt, haben wir für dich eine »Fette Hitliste« zusammengestellt. Mit dieser Checkliste findest du schnell heraus, ob du in die Fettfalle tappst oder nicht. Fett versteckt sich nicht nur gerne in Keksen, Wurst, Käse und Frittiertem, auch Milchschokolade haut bei 100 Gramm mit 34 Gramm Fett ganz schön rein. Kartoffelchips lassen es bei 50 Gramm mit ca. 20 Gramm Fett richtig krachen – wenn du bedenkst, dass du täglich nur ungefähr 60 Gramm Fett brauchst!

FETTE HITLISTE

Teigwaren/Süßes:
Croissant: 1 Stück = 20 g Fett
Bienenstich: 1 Stück = 12 g Fett
Stollen: 60 g = 13 g Fett
Fertigkuchen, egal welche Sorte: 100 g = 23–25 g Fett
Schokokekse, je nach Hersteller: 125 g = 33–41 g Fett
Chips, je nach Hersteller: 100 g = 29–38 g Fett
Vanilleeis mit Schokoglasur: 1 Stück = ca. 20 g Fett
Milchschokolade: 100 g = 34 g Fett

Fast Food
Currywurst: 1 Port. = 20 g Fett
Mayonnaise 80 %: 25 g (1 TL) = 21 g Fett
Hamburger, je nach Hersteller und Zutaten: 1 Stück = 26–34 g Fett
Pommes frites: 150 g = 22 g Fett
Heringsbrötchen: 1 Stück = 23 g Fett
Pizza Käse/Schinken: 100 g = 14 g Fett

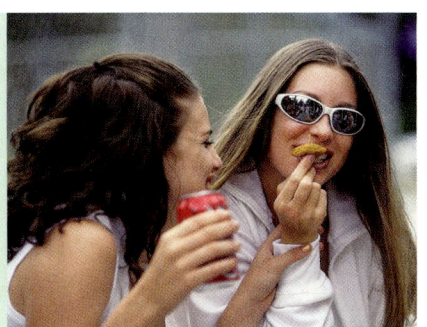

Brotaufstriche
Fleischkäse/Leberkäse: 100 g = 38 g Fett
Kalbsleberwurst: 100 g = 32 g Fett
Salami/Cervelatwurst: 100 g = 34–40 g Fett
Teewurst: 100 g = 35 g Fett
Erdnussbutter: 1 TL = 10 g Fett
Nuss-Nugat-Creme: 1 Tl = 6 g Fett

HILFT ES, GANZ AUF FETT ZU VERZICHTEN?

»Werde ich schneller schlank, wenn ich gar kein Fett mehr esse?«
Komplett auf Fett zu verzichten geht nicht. Dein Körper braucht täglich ein
gewisses Quantum an Fett (ca. 60 Gramm), um bestimmte Vitamine aufzunehmen und um Hormone bilden zu können – das konntest du ja bereits
lesen. Außerdem brauchst du Fett auch, um richtig wachsen zu können und
um eine schöne, geschmeidige Haut zu erhalten.

LEICHT? VON WEGEN!

»Nimm mich!«, schreit die appetitlich verpackte Light-Wurst. »Nein, nimm
mich!«, schnattert der doppelt leichte Käse dazwischen.
Was hat es mit den Mager-, Leicht- und Fettarm-Produkten wirklich auf
sich?
Light-Produkte haben zwar nicht so viele Kalorien, sie können aber ziem-
lich viel Zucker enthalten! Fakt ist: Die USA sind das Land mit der größten
Auswahl an Light-Produkten, gleichzeitig aber auch das Land, in dem sich
die Zahl der übergewichtigen Menschen in den letzten 20 Jahren mehr als
verdoppelt hat. Wenn also Light-Produkte wirklich so leicht wären, dann
müssten doch in dem Land, in dem sie erfunden worden sind, viel mehr
schlanke Menschen leben, oder etwa nicht? Das Einzige, was durch Light-
Produkte wirklich leichter wird, ist dein Geldbeutel.

DIÄT-PRODUKTE, DIE KEINE SIND!

Es ist wie bei der Katze, die sich selbst in den Schwanz beißt. Weil es immer
mehr Übergewichtige gibt, werden auch immer mehr Diät-Produkte auf

den Markt gebracht. Vergleichst du aber einmal ein Diät-Produkt mit dem entsprechenden »Normal-Produkt«, wirst du feststellen, dass da tatsächlich nur ein sehr geringfügiger Kalorienunterschied herrscht. Industrie und Werbung wollen uns vorgaukeln, dass sich Gewichtsprobleme mithilfe von Diätprodukten lösen ließen. Von wegen. Mit Diät-Produkten lässt sich einfach nur viel Geld verdienen. Weil Diät draufsteht, glauben außerdem noch viele, dass man davon gleich die doppelte Menge verdrücken kann. Großer Irrtum. Zwar handelt es sich in der Regel um fettreduzierte Lebensmittel, aber dafür enthalten sie meist mehr Zucker oder andere Kohlenhydrate. Auch hier gilt: Kontrolliere genau die Menge der Gesamtkalorien auf der Verpackung, bevor sie in deinen Einkaufswagen kommt.

MARGARINE STATT BUTTER?

Beides ist Fett und ein Zuviel davon macht dick. Butter ist tierisches Fett, weil sie aus Milch von Kühen gemacht wird, und Margarine ist pflanzliches Fett, weil sie aus Sonnenblumenkernen oder anderen fettreichen Pflanzen hergestellt wird. Das ist der einzige Unterschied.

Für die Gewichtsabnahme spielt es keine Rolle, welches Fett man isst. Aber für die Gesundheit ist es wichtig, dass man beide Fettsorten mischt. Es gibt Krankheiten, zum Beispiel Herz- und Gefäßkrankheiten (unter Gefäßen versteht man all deine Adern), die durch zu viel tierisches Fett entstehen können. Das Fett, das du zu viel isst, bleibt quasi in den Adern hängen und verstopft sie. Weil dann nicht mehr genug Blut durch die Adern fließen kann, wird das Herz krank.

Wenn du darauf achtest, dass du mal Olivenöl, mal Butter und mal Margarine isst, kannst du nichts falsch machen. Außerdem hast du in deinem »Iss dich schön«-Kartenspiel darum auch eine bestimmte Menge an Fett-Karten, die du nicht über- oder unterschreiten sollst.

ZUCKERSÜSSE FIGURENFEINDE!

Dass Toast und Ketchup Zucker enthalten, erscheint einem noch logisch. Aber dass Zucker in abgepacktem Kochschinken und in Salami steckt, überrascht doch. Sogar im Vollkornbrot ist Zuckersirup. Bockwürste aus dem Glas enthalten Zuckerstoffe. Auch Möhren aus der Dose sind gezuckert. So nimmst du, ohne es zu wissen, im Schnitt täglich 25 Teelöffel Zucker zu dir. Dabei benötigt dein Körper nur sieben Gramm.

Warum ist in so vielen Nahrungsmitteln überhaupt Zucker drin? Manchmal dient Zucker als Konservierungsmittel, aber vor allem ist Zucker ein günstiger Geschmacksverstärker. Prüfe mal die Etiketten der Lebensmittel auf Zucker und du wirst Augen machen. Süße Limonade ist mit– unter eine echte Figursünde wert und kann bis zu 50 Stück Würfelzucker in einem Liter enthalten. Zur besseren Kontrolle haben wir für dich deshalb auch eine Hitliste der zuckersüßen Figurenfeinde erstellt.

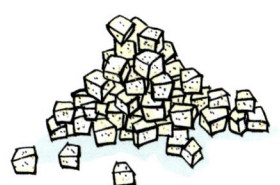

SÜSSE HITLISTE

Milchprodukte
Kinderjoghurt: 1 Becher = 18 g Zucker
Milchspeiseeis/Fruchteis: 100 g = 20 g Zucker
Vanilleeis mit Schokoglasur: 1 Stück = ca. 28 g Zucker
Milchpudding: 100 g = 18 g Zucker

Softdrinks
Cola: 0,33 ml = 36 g Zucker
Malzbier: 1 Fl. = 45 g Zucker
Limonade: 1/2 l = 30 g Zucker
Fruchtsaftgetränke: 1/2 l = 30 g Zucker

Teigwaren/Zerealien
Cornflakes: 100 g = 75 g Zucker
Knusprige Haferflakes: 100 g = 74 g Zucker
Schoko-Flakes: 100 g = 84 g Zucker
Müslikekse: 100 g = 60 g Zucker
Butterkekse: 100 g = 75 g Zucker

Soßen/Brotaufstriche
Ketchup: 100 g = 23 g Zucker
Nuss-Nugat-Creme: 100 g = 60 g Zucker
Honig: 100 g = 80 g Zucker

JOGHURT: RÜHR MICH AN!

Wie du in der süßen Hitliste sehen konntest, gehören zu den größten Zucker-fallen fertige Fruchtjoghurts, angefangen vom Kinderjoghurt über Quark, Milchshake, Fruchtbuttermilch bis hin zum Molkedrink. Diese Produkte haben einen Zuckeranteil, der gigantisch ist. Zum Vergleich: Während ein Naturjoghurt mit 3,5 % Fett ca. 65 Kalorien pro Becher hat, kann es ein Fruchtjoghurt leicht auf 175 Kalorien bringen. Hinzu kommt, dass in einem fertigen Erdbeerjoghurt so gut wie keine Erdbeeren drin sind, sondern nur sogenannte Geschmacksträger. Ausnahmen bilden hier nur die Bio-Joghurts, in denen sich echte Früchte befinden. Kalorienärmer sind Bio-Joghurts übrigens nicht. Sie haben die gleiche Kalorienzahl wie andere Joghurts.

In normalen Fruchtjoghurts kann der Geschmacksträger sogar die Rinde einer bestimmten Holzart sein. Deshalb rühre dir lieber einen »echten« Fruchtjoghurt an.

❀ ❀ ❀ Süße Sünden

Naschereien enthalten nicht nur viel Zucker und Fett, was beides dick macht. Sie können auch die Verdauung lahmlegen. ❀ ❀ ❀

ZUCKER-ABC

Zucker hat viele Namen, das musst du wissen.

Dextrose (oder **Glucose**) steht für Traubenzucker. Es geht schnell ins Blut und gilt deshalb als Energielieferant. Der Blutzuckerspiegel fällt allerdings schnell wieder, was zu Heißhunger führt.

Fruktose ist Fruchtzucker. Er ist in süßen Früchten enthalten oder wird industriell hergestellt. Fruchtzucker kann zu Blähungen führen.

Haushaltszucker wird aus Zuckerrüben oder -rohr hergestellt und enthält weder Mineralien noch Vitamine.

Laktose ist Milchzucker. Er hat genauso viele Kalorien wie Haushaltszucker, lässt sich aber besonders leicht verdauen.

Maltose oder Malzzucker entsteht beim Abbau von Stärke und wird für die Produktion von Alkohol und Süßigkeiten verwendet.

Saccharose ist die chemische Bezeichnung für Haushaltszucker.

Sirup wie Birnendicksaft oder Ahornsirup enthält etwa 60 % Zucker, aber auch viele Mineralien.

EXTRA TIPP

Verstopfung?

Schneller Helfer: Einen Esslöffel Apfelessig in ein Glas Wasser geben und auf nüchternen Magen trinken. Grundsätzlich gilt: Ballaststoffe halten deine Verdauung in Schwung, wirken aber nur mit Flüssigkeit. Also viel trinken!

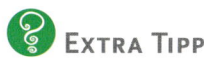 **SCHLANK DURCH SÜSSSTOFF?**

»Ich esse und trinke unheimlich gerne süß. Soll ich besser Süßstoff statt Zucker nehmen?«

Lieber nicht. Was sich als prima Lösung des Zuckerkonsums anhört, ist ein Irrtum. Unser Körper kann mit dem fremden Stoff nichts anfangen und räumt deshalb die eigene Zuckerreserve im Blut ab. Da wir aber eine gewisse Menge Zucker brauchen, um funktionieren zu können, schlägt das Sättigungszentrum im Gehirn Alarm. Wir bekommen ein Heißhungergefühl. Worauf wohl? Na klar, auf Süßes! Süßstoffe machen also »zuckerhungrig«. Deshalb ist es besser, wenn du dir angewöhnst, vernünftig mit Zucker umzugehen. Verwende das Original in Maßen. Das ist gesünder und dein Körper bekommt, was er braucht.

STOLPERSTEINE...

...COFFEE-SHOP & CO.

Coffee-Shops sind trendy und haben sich in unseren Städten dementsprechend breitgemacht. Du findest sie an jeder dritten Ecke. Aber Achtung, diese Shops sind Orte der Verführung. Es gibt dort nicht nur die verschiedensten Kaffee-Drinks, sondern auch Snacks in Hülle und Fülle. Da heißt es aufgepasst! Um nicht in die »Kaffee-Falle« zu tappen, hier eine paar wichtige Anmerkungen:

Bei Milchkaffee mit Geschmack handelt es sich um Kaffee mit Vollfettmilch und einem Schuss Zuckersirup, der mit den beigen Zucker-Karten bezahlt werden muss. Egal, ob der Geschmack als Vanille, Haselnuss oder Chai deklariert ist, diese Aromen bestehen aus flüssigem Zucker mit verschiedenen Aromastoffen.

Beispiel: Ein Milchkaffee Medium kostet dich zwei rote Karten, mit Geschmack kostet er sogar zusätzlich drei beige Karten. Handelt es sich um einen Kaffee mit Frappé oder einen Eiskaffee, kannst du noch einmal eine beige Karte dazurechnen. Du siehst also, fünf bis sechs Karten kann dich so ein Kaffee kosten, das ist eine Menge.

Besser: Du bestellt einen Kaffee mit halbfetter Milch (eine rote Karte) und verzichtest auf den Geschmack, dann sparst du ebenfalls einiges.

Noch üppiger sind Milchshakes, egal ob Schoko oder Erdbeere. Diese Drinks können dich bis zu sieben beige Karten »kosten«, ein Eisshake ebenfalls, und die angebotenen Muffins oder Donuts können sogar bis zu elf beige Karten ausmachen. Wer abnehmen will, sollte sich darum genau überlegen, ob sich ein Nachmittagsbesuch im Coffee-Shop wirklich lohnt.

... RESTAURANT

Die Auswahl auf den Speisekarten ist ein großer Verführer. Wer gerade anfängt, seine Ernährung umzustellen, wird sich mit seiner Bestellung schwertun. Hier ein Trick: Meistens ist ein Restaurantbesuch geplant und steht schon einen Tag vorher fest. Das gibt dir die Möglichkeit, den »Schlemmerbesuch« in deinen Tagesplan einzubauen. Wenn du sonst den Tag über Salat, Obst, Joghurt oder Quark isst, bleiben dir genügend Karten deines »Iss dich schön«-Kartenspiels für die Bestellung. Tipp: Lies dir die Lebensmittelliste vorher nochmals durch und stelle dir im Geiste ein Menü zusammen.

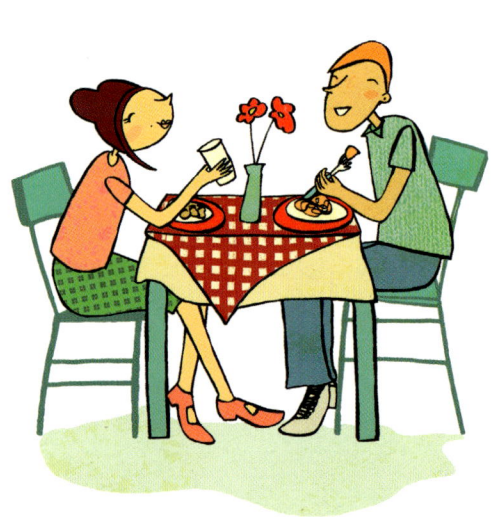

Mit ein oder zwei Alternativen ist das Gewünschte garantiert zu haben. Das erhöht die Vorfreude auf den Restaurantbesuch und du wirst durch die Speisekarte nicht so leicht verführt. Solltest du spontan zum Essen gehen, dann wähle einfach Fisch oder Fleisch mit Salat oder Gemüse. Da kannst du nichts falsch machen. Trinkst du dann noch Wasser statt Limo oder Apfelsaftschorle dazu, bist du auf der richtigen Seite. Hilfreich kann auch sein, manche Schlemmerei einfach durch eine andere zu ersetzen. Sie sind genauso lecker, aber leichter:

Statt Spaghetti Carbonara lieber Pasta Pommodore

Eine Soße aus Sahne, Ei und Speck – oje. Da wählst du besser eine Tomaten-Basilikum-Soße, das ist nicht nur leichter, sondern auch noch viel gesünder.

Statt Chicken Wings lieber Puten-Schaschlik

Hähnchenflügel sind wunderbar knusprig. Nur schade, dass unter der Haut so viel Fett sitzt. Genauso knusprig, aber nur halb so fett ist ein Schaschlik mit Putenfleisch. Knackiges Gemüse dazu, schon passt's.

Statt Schweinerücken vom Grill lieber Gyros

Doch frag vorher nach, aus welchem Fleisch das Gyros besteht. Auch wenn es aus Kalb oder – noch magerer – von der Pute ist, solltest du die Soße besser weglassen und einen Salat dazu essen.

Statt frittierte lieber gegrillte Calamari

Eigentlich sind diese Meeresfrüchte ganz mager. Aber die Panade aus Bröseln, Mehl und Eigelb saugt unnötig Fett auf. Also besser gegrillte Calamari mit einem grünen Salat essen.

Statt Pommes rot-weiß lieber Ofenkartoffel mit Quark

Mit einer krossen Ofenkartoffel und einem Quarkdip dazu isst du deutlich weniger Fett als bei Pommes mit Majo oder Ketchup. Tiefkühl-Pommes sind zwar auch kalorienärmer als normale Pommes aus der Fritteuse, aber Kartoffeln sind nicht nur gesünder, sondern kosten dich auch nur zwei beige Karten, egal, wie viele du isst.

Statt Hamburger lieber Wrap mit Gemüse

Wrap-Fladen schmecken im Gegensatz zu Hamburger-Brötchen auch alleine ganz gut. Da kann man die Hackfleischfüllung prima durch Gemüse ersetzen.

 EXTRA TIPP
VERSUCHUNG BROTKORB!

Der Brotkorb, der meist auf jedem Restauranttisch steht, ist für jeden verlockend. Doch du willst abnehmen. Also stell ihn weg oder bitte den Ober, ihn mitzunehmen. Sollte deine Begleitung Brot mögen, bitte sie, sich die Menge vorher zu nehmen.

...FESTTAGSMA(H)LE UND ANDERE ESSENSHERAUSFORDERUNGEN

Weihnachten, Ostern, Geburtstage, Familienfeste sind normalerweise regelrechte »Fressfeste«. Die Familie kommt zusammen und es wird von morgens bis abends gegessen. Da fällt es schwer, seinem Abnehmplan treu zu bleiben.

Vorab gesagt, wenn du einmal über die Stränge schlägst, macht dies nichts. Am nächsten Tag solltest du allerdings zu deinem Ernährungsprogramm zurückkehren. Aber wie macht man das, wenn es sich um mehrere Feiertage hintereinander handelt? Ganz einfach: Als Schlemmertag suchst du dir den Tag aus, an dem es dein Lieblingsgericht gibt, damit es sich auch lohnt. Für die anderen Tage musst du mit der Köchin reden, vielleicht kannst du sogar ein paar von deinen Rezepten unterbringen, beim Kochen helfen oder dir selbst etwas zu essen mitbringen. Sollten Oma, Tante oder Freunde kein Verständnis haben und dich zu überreden versuchen, heißt es standhaft bleiben. Vielleicht möchtest du ja mal ein paar Tage vegetarisch essen? Dann kannst du bei Gemüse und Salat zuschlagen. Oder du versuchst, einfach eine Mahlzeit ausfallen zu lassen, indem du für einen langen Spaziergang verschwindest. Gut geplant ist halb gewonnen! Je öfter du solche »Essensherausforderungen« erfolgreich überstanden hast, umso besser wirst du sie beherrschen.

KAFFEE UND SCHWARZEN TEE BITTE NUR IN MASSEN!

Denn das enthaltene Koffein bzw. Teein wirkt wie eine Droge auf das Gehirn und das zentrale Nervensystem. Darum sind Kaffee und schwarzer Tee auch so tolle Muntermacher. Ein Zuviel ist besonders für Jugendliche ungesund. Deshalb gilt: Eine Tasse pro Tag und nicht mehr. Danach auf entkoffeinierten Kaffee ausweichen oder Roibuschtee trinken.

... EINLADUNGEN

Manchmal ist es wie verhext. Da bist du gerade so richtig gut drin in deinem neuen Ernährungsprogramm und dem Abnehmen, da kommt dir eine Einladung ins Haus geflattert. Mist, ausgerechnet jetzt. Was tun? Absagen? Annehmen? Den Abnehm-Plan unterbrechen? Erinnere dich: Das, was du begonnen hast, ist eine Ernährungsumstellung und ein Lernprogramm, die du für den Rest deines Lebens beherrschen sollst. Also sag zu, wenn du Lust hast, hinzugehen! Wenn du folgendermaßen vorgehst, brauchst du dir den Spaß nicht verderben lassen: Erkundige dich vorher, was geplant ist. Gibt es Snacks, dann biete an, etwas mitzubringen. Suche aus unseren Rezepten etwas Leckeres aus, dann kannst du sicher sein, dass du sie gefahrlos essen kannst.

Sollte es etwas zu essen geben, das so gar nicht in deinen Ernährungsplan passt, dann esse dich vorher zu Hause satt und begnüge dich mit ein paar Häppchen auf der Party. Wichtig: Gehe niemals hungrig auf das Fest. Iss vorher auf jeden Fall etwas Obst, Salat oder eine Gemüsesuppe. Das verhindert unkontrolliertes Zuschlagen beim Partyessen.

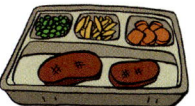

❧ ❧ ❧ Naschkatzen, aufgepasst! **Bitterschokolade** ist besser und zucker-ärmer als Milchschokolade. ❧ ❧ ❧

Bewusst essen bringt's!

Vor einigen Jahren gab es eine interessante Untersuchung. Es wurden zahlreiche Menschen, die an Übergewicht litten, nach ihren Essgewohnheiten befragt. Das Ergebnis war verblüffend. Es stellte sich heraus, dass fast 50 % der Nahrungs-mittel, die von den Befragten verspeist wurden, nicht bewusst gegessen wurden. Die vielen kleinen Häppchen zwischendurch, beim Einkaufen, auf dem Weg zur Arbeit und zurück, beim Kochen oder vor dem Fernseher, kamen erst durch hartnäckiges Nachfragen ans Tageslicht. Hast du das auch schon erlebt? Du kommst hungrig nach Hause und denkst, ich habe heute noch gar nichts ge-gessen. Würdest du aber genauer überlegen, würde dir auffallen, dass dies nicht stimmt. Warum beschummeln sich Übergewichtige so gerne selbst? Es hat mit dem schlechten Gewissen zu tun, das sie beim Essen haben. Am besten schnell vergessen, was man alles in sich hineingestopft hat. So kann man sich selbst und anderen sagen: »Ich weiß gar nicht, warum ich immer mehr zunehme. Ich esse so gut wie nichts!« Dieser Selbstbetrug bringt nichts und macht nur unnötig dick. Bewusstes Essen hingegen macht Spaß und hält schlank. Das »Iss dich schön«-Kartenspiel hilft dir auch hier. Bewusst zeigt es dir, was du gegessen hast.

Clever einkaufen!

Zu bewusstem Essen gehört natürlich auch bewusstes Einkaufen. Am besten legst du dir zwei bis drei Tage im Voraus einen Speiseplan an und schreibst auf, was du dazu benötigst. Mit dieser Einkaufsliste gehst du los. Ohne eine

Einkaufsliste wirst du unnötig zu Dingen verführt, die du gar nicht kaufen wolltest. Wichtig auch: Gehe nie mit leerem Magen einkaufen. Und falls du Schwierigkeiten hast, am Süßigkeitenregal vorbeizukommen, lutsche während deiner Einkaufstour ein Bonbon.

Grundsätzlich sollte viel frisches Obst und Gemüse, mageres Fleisch, Geflügel und Fisch, Joghurt, Quark, Milch in den Einkaufswagen – eben alles, was zu deiner neuen Ernährung gehört. Falls deine Mutter einkauft, dann gebe ihr doch einfach deine Liste mit deinen Zutaten mit. Wäre es nicht eine prima Idee, wenn sie oder deine ganze Familie bei der Umstellung mitmachen würde? Dann bist du nicht allein und deine Familie würde sich künftig auch gesund und ausgewogen ernähren.

FRÜHLING, SOMMER, HERBST UND WINTER

Erdbeeren im Winter, Melonen im Frühling – heute kann man das ganze Jahr über alles kaufen. Ist doch prima, oder? Wir sagen Nein. Die riesige Auswahl an Obst und Gemüse das ganze Jahr hindurch hat auch ihre Schattenseiten. Zum einen ist da der lange Transportweg. Flugzeuge und Lkws verbrauchen ungeheuer viel Treibstoff und belasten so die Umwelt. Zum anderen werden die Früchte kräftig gespritzt, um sie haltbar zu machen. Diese Spritzmittel nennt man Pestizide. Sie dringen zum Teil in die Früchte ein, und wenn du sie isst, dann können sie Allergien oder andere Krankheiten verursachen. Außerdem wird das Obst und Gemüse zu früh geerntet, damit es gut aussieht, wenn es in den Regalen landet. Es ist nicht richtig reif, daher konnten sich der Geschmack und die Vitamine nicht richtig entwickeln.

ALLES IM GRÜNEN BEREICH!

Zum Glück gibt es immer mehr Bio-Produkte zu kaufen. Sie haben all die oben beschriebenen Nachteile nicht. Wenn auf einem Produkt »Bio« draufsteht und es mit einem Bio-Prüfsiegel (meist grün/weiß, außerdem steht »nach Ökoverordnung« oder »Bioland« drauf) versehen ist, kannst du sicher sein, dass das Obst und Gemüse keine giftigen Stoffe enthält. Milchprodukte, Eier und Fleisch sind dann von Tieren, die nicht in engen Ställen leben müssen und gesund gefüttert werden, zum Beispiel auch ohne gentechnisch verändert Futtermittel. Vor ein paar Jahren war es noch sehr viel teurer, ökologisch einzukaufen.

Doch heute gibt es Bio-Produkte bereits in Supermärkten. Es lohnt sich, bei Discountern nach preiswerten Bio-Produkten zu greifen, da sie qualitativ hochwertig sind. Wem Bio trotzdem zu teuer ist, sollte man auf saisonale und heimische Obst- und Gemüsesorten zurückgreifen (siehe dazu auch »Frühling, Sommer…«).

VOLLER KORB – HALBE KALORIEN

Gramm und Kalorien zählen? Gar nicht notwendig, wenn du nach den richtigen Alternativen greifst:

➡ **Statt Fruchteis lieber gefrorene Himbeeren**

Himbeeren aus dem Kühlregal bringen ebenfalls fruchtig-frischen Lutsch-spaß und sind auch noch vitaminreich. Im Wassereis steckt zwar kein Gramm Fett, aber dafür jede Menge Zucker und kein einziges Vitamin.

➡ **Statt Doppelrahmfrischkäse lieber Schmand**

Schmand schmeckt genauso frisch und sahnig, hat aber ein Viertel weniger Fett. Einfach etwas Schnittlauch oder Petersilie unterrühren und schon erhältst du leckeren Kräuterfrischkäse.

➡ **Lieber grüne Oliven statt schwarze**

Da grüne Oliven unreif sind, enthalten sie halb so viel Fett wie schwarze.

➡ **Statt Schokoriegel lieber Puffreis**

Mit Schokolade überzogener Puffreis ist ideal, wenn der große Hunger auf etwas kleines Süßes kommt. Er schmeckt nach Schoko, besteht aber fast nur aus Luft. Und wenn du die Knusperschoko gründlich und lange kaust, ist der Genuss außerdem extralang.

➡ **Lieber Kroepoek statt Chips**

Das luftige Gebäck der Asiaten besteht aus gemahlenen Garnelen, Mehl und viel, viel Luft. Eine gute Knabberalternative, wenn du von Knabbereien nicht die Finger lassen kannst. Kroepoek ist leicht und macht satt.

🌀 STIMMT ES, DASS SEX SCHLANK MACHT?

»Ein paar Jungen aus meiner Clique behaupten, dass man beim Sex am meisten abnimmt. Wie viele Kalorien verbraucht man dabei?«

Na ja, da haben die Jungen gehörig übertrieben. Beim Sex verbraucht man ca. 50 Kalorien pro Viertelstunde. Beim Schwimmen, Joggen oder Biken schmelzen gleich dreimal so viel Kalorien dahin. Also, guck dir lieber mal unsere Fitness-Tipps im nächsten Kapitel an.

Kapitel 6

PIMP YOUR BODY!

Pimp your Body!

An manchen Tagen kommt man schwer aus dem Bett, ist den ganzen Tag müde, kann sich auf nichts richtig konzentrieren und hat dabei noch ständig Appetit. Wusstest du, dass diese Schlappheit und das Hungergefühl von falschem Essen, Schlafmangel und zu wenig Bewegung herrühren können? Dein Körper will von dir pfleglich behandelt werden. Nur dann dankt er dir das mit Frische und einer guten Figur.

So funktioniert dein Body

Den Körper nennt man auch Organismus. Wörtlich übersetzt heißt das: einheitliches, gegliedertes, lebendiges Ganzes. Das ist ein schöner Begriff, denn er beschreibt, dass der Körper sowohl eine Einheit als auch ein in viele verschiedene Teile gegliedertes System ist. Die vielen verschiedenen Teile haben jeweils eine andere Aufgabe. Aber nur im Zusammenspiel, wie bei einem Orchester, funktioniert das Ganze harmonisch. Harmonisch bedeutet in diesem Fall, dass du dich gut fühlst, leistungsfähig bist und Spaß hast. Damit dieses harmonische Zusammenspiel der einzelnen Teile (Organe) bzw. Körperfunktionen reibungslos klappt, benötigen sie »Input«. Das heißt, der Körper braucht Energie, um die Kraft aufbringen zu können, alles »am Laufen« zu halten. Diese Energie bekommt er durch drei Dinge, erstens durch Nahrung, zweitens durch Schlaf und drittens durch Bewegung.

Üppiges Essen macht müde!

Was macht dein Körper mit der Nahrung, die du ihm gibst? Er baut sie in zahllosen chemischen Vorgängen um, um Energie zu gewinnen. Was er im Moment nicht benötigt, speichert er für Notzeiten ab. Dieser Vorgang bedeutet harte Arbeit für deinen Körper. Dein Body hat jetzt alle Hände voll damit zu tun, die »Brocken« umzuwandeln. Je schwerer die Brocken wiegen, die du ihm zusteckst, umso schwerer ist die Arbeit für ihn. Deshalb ist es nicht verwunderlich, dass man nach einer kräftigen Mahlzeit müde wird. Diese Müdigkeit hält mindestens für die nächste halbe Stunde an. Wenn du dich also nach einem Essen schlapp fühlst, dann deshalb, weil dein Körper noch »verstoffwechselt«. Das ist auch der Grund, dass man vor einer Schularbeit oder sonstigen wichtigen Tätigkeit, zu der man Kraft oder Konzentration braucht, keine üppigen Mahlzeiten essen sollte.

ZU WENIG ESSEN MACHT SCHLAPP!

Aber es geht auch andersherum. Dann nämlich, wenn du deinem Körper zu wenig Nahrung gibst. Hat er keine Reserven, zum Beispiel keinen Zucker mehr im Blut, fühlst du dich schlapp. Dir wird vielleicht sogar schwindlig oder du bekommst Kopfschmerzen und Hunger. Das alles sind Signale deines Körpers, wenn er nach Energie verlangt, damit er weiter perfekt funktionieren kann. Diese Form von Schlappheit nennt man Unterzuckerung. Ähnliche Signale sendet dein Körper auch aus, wenn du zu wenig getrunken hast. In Bezug auf die Flüssigkeit heißt das dann Dehydration. Regelmäßige Mahlzeiten und ausreichendes Trinken sorgen dafür, dass du fit bleibst.

SCHLAFMANGEL MACHT LUSTLOS!

Jetzt hast du schon zwei Beispiele kennengelernt, die schuld an deiner Müdigkeit sein können, zu viel oder zu wenig Nahrung. Es kann aber auch an etwas anderem liegen, wenn du dich erschöpft und lustlos fühlst: nämlich an zu wenig Schlaf. Merkwürdigerweise denken wir oft nicht an dieses wichtige Grundbedürfnis des Menschen. Schlafforscher behaupten sogar, dass heutige Menschen, die immer hektischer ihr volles Programm leben, allesamt zu wenig schlafen. Wie ist das bei dir? Bleiben dir nur die Wochenenden oder die Ferien, um dich richtig auszuschlafen? Da brauchst du dich nicht zu wundern, wenn du dich ewig müde fühlst.
Zu wenig Schlaf hat aber auch noch andere Auswirkungen.

SCHLAFMANGEL MACHT KRANK!

Genügend Schlaf ist eine Grundvoraussetzung für ein langes und gesundes Leben. Warum? Nur wenn wir schlafen, hat unser

Körper die Zeit, um sich innerlich zu entgiften. Außerdem repariert unser Immunsystem kleinere oder größere Schäden. Bei zu wenig Schlaf kann dies nicht ausreichend geschehen, dann werden wir erst schlapp und irgendwann sogar krank. Nicht nur für Fotomodelle gilt: Schlaf ist das beste Gesundheits- und Schönheitsrezept. Er lässt sich durch nichts ersetzen und macht zudem weniger anfällig für Virusinfekte und andere bakterielle Erkrankungen.

SCHLAFMANGEL MACHT DUMM!

Wer zu wenig schläft, kann sich nichts merken. Wer genügend schläft, ist im wahrsten Sinne des Wortes ausgeschlafen. Denn während des Schlafes ist nicht nur unser Immunsystem aktiv, sondern auch unser Gehirn. Unser Schlaf gliedert sich, vereinfacht gesagt, in zwei Teile. In dem einen Teil träumen wir. Man nennt diesen Schlaf den REM-Schlaf. In dem anderen Teil schlafen wir sehr tief, sinnigerweise heißt er deshalb Tiefschlaf. Vor allem im Tief- schlaf arbeitet das Gehirn an unserem Gedächtnis. Es räumt auf, sortiert Unwichtiges aus und Wichtiges in die verschiedenen Gedächtnis- speicher. Das meiste überführt es in unser Langzeitgedächtnis. Bei zu kurzer Tiefschlafphase hat das Gehirn kaum Chancen, das Langzeitgedächtnis mit Daten zu füllen. Welche Kon- sequenz das bei Prüfungen hat, wird dir jetzt bestimmt um einiges klarer. Um das Gedächtnis zu stärken, gibt es aber noch einen Trick: Power-Nap! Übersetzt heißt das: Power = Kraft/Energie und Nap = Nickerchen. Manager haben längst erkannt, wie wichtig so ein Nickerchen ist, und halten im Büro einen »Energie-Kurz- schlaf«. Nach diesem Schläfchen, es sollte nicht länger als 20 Minuten dauern, ist man fit im Kopf und körperlich erfrischt.

Wenn du also in Zukunft für eine wichtige Klassenarbeit paukst, dann schlafe ausreichend, damit alles, was du gelernt hast, in dein Langzeitgedächtnis ge- langt. Am besten machst du gleich nach der Schule und vor dem Lernen ein Power-Nap.

SCHLAFEN HÄLT SCHLANK!

Na ja, ganz so einfach, wie es sich anhört, ist es nicht. Dennoch gilt: Wer genügend schläft, dem fällt es auch leichter, abzunehmen beziehungsweise schlank zu bleiben. Dies liegt an den Hormonen in unserem Körper, die den Hunger bzw. das Sättigungsgefühl regulieren. Bei Schlafmangel durch zu spätes Zubettgehen geraten sie mächtig durcheinander. Beispiel: Du kommst spätnachts von einer Party nach Hause und hast plötzlich einen riesigen Hunger. Am nächsten Morgen hast du mordsmäßigen Appetit auf etwas Süßes oder Fetthaltiges. Dein Körper reagiert auf den Schlafentzug mit einer Fressattacke und will mit kalorienreicher Nahrung gegen die Müdigkeit angehen. Weil du ja schlank werden willst und dir derlei unnötige Essensgelüste nicht zu oft leisten kannst, wirst du von nun an für ausreichenden Schlaf sorgen, oder!?!

RICHTIGE SCHLAFDAUER

Wie viel Schlaf ein Mensch benötigt, ist individuell verschieden. Doch es gibt so etwas wie eine Faustregel: Babys und Kinder benötigen den meisten Schlaf. Bei einem Sechsjährigen sollten es noch zehneinhalb bis dreizehn Stunden sein. Bei einem 15-jährigen reichen neun bis zehn Stunden und bei einem 18-Jährigen sollen es acht bis achteinhalb Stunden sein. Darunter sollte die Schlafzeit nicht liegen. Auch wenn es berühmte Ausnahmen gibt, wie die Sängerin Madonna – sie kommt angeblich mit vier Stunden aus. Dem großen Künstler Leonardo da Vinci genügten gar anderthalb Stunden.

AUF DIE PLÄTZE, FERTIG ... ACTION!

Jetzt hast du viel über Nahrung und Schlaf erfahren, die beiden großen Energiespender. Ein wichtiger Punkt kommt noch hinzu, die Bewegung. Es wird dir zunächst unverständlich erscheinen, dass du dich durch zu wenig Bewegung schlapp fühlen kannst. Schließlich sollte man meinen, dass Action müde und nicht munter macht. Doch genau das Gegenteil ist der Fall. Unser Körper braucht Bewegung genauso nötig wie Schlaf und Nahrung, um optimal funktionieren zu können. Fazit: Richtiges Essen, ausreichend Schlaf gepaart mit regelmäßiger Bewegung halten dich fit und sorgen letztlich für eine gute Figur.
Schon gewusst? Ausdauersportarten wie Laufen, Schwimmen und Biken lassen überflüssige Pfunde

am schnellsten purzeln. Keine Lust dazu? Trotzdem anfangen! Selbst Couch-Potatos finden hier raffinierte Training-Tipps, wie sie ihren inneren Schweinehund überwinden können.

LAUF DICH SCHÖN!

Runter vom Sofa, rein in den Park! Joggen kann fast jeder. Wer nicht laufen will, kann auch walken. Beides macht zu zweit mehr Spaß. Also, schnapp dir deine Freundin und los geht's. Am Anfang ist Joggen alles andere als ein Spaziergang und ohne Lauftraining hält keiner 30 Minuten am Stück durch. Lässig funktioniert der Jogging-Einstieg aber so: 1 Minute laufen, 1 Minute gehen, wieder 1 Minute laufen und so weiter. 5 bis 10 Minuten schaffst du auf diese Weise locker. In den nächsten Tagen steigerst du das Pensum. Jetzt läufst du 2 Minuten, gehst 1 Minute, läufst wieder 2 Minuten und hängst noch weitere 3 Minuten dran. Wetten, nach einer Woche funktioniert dann schon ein 3-1-3-Rhythmus. Danach kommt nach und nach eine weitere »Lauf-Minute« hinzu. Wenn du zwei- bis dreimal pro Woche läufst, was ideal wäre, kannst du mit dieser Methode innerhalb von zwei Monaten eine halbe Stunde am Stück durchlaufen.

SEITENSTECHEN AUSGETRICKST!

Zehn Meter gelaufen und schon die ersten Seitenstiche? Das passiert nicht, wenn du beim Joggen richtig atmest: Loslaufen. Auf drei Schritte einatmen. Auf drei Schritte ausatmen und so weiter. Am Anfang wirst du dich vielleicht auf das Atmen etwas konzentrieren müssen, aber bald klappt das von selbst. Häufigster Fehler beim Jogging: erst die Ferse aufsetzen. Richtig dagegen ist: erst den Vorderfuß aufsetzen und nach hinten abrollen. Außerdem beim Laufen die Schultern locker hängen und die Arme entspannt neben dem Körper mitschwingen lassen. Wichtig: gute Joggingschuhe, passend zu deinem Gewicht. Lass dich in einem Sportgeschäft beraten.

Biken für einen tollen Body!

Fahrradfahren ist der Geheimtipp vieler Stars. Denn mit Radeln kann man den ganzen Body trainieren. Und wenn du dreimal pro Woche 45 Minuten kräftig in die Pedale trittst, wirst du den Erfolg bald spüren. Denn durch das zügige Treten wird die Muskulatur besser mit Blut versorgt und die Fettverbrennung angeregt. Trittst du mit dem ganzen Fuß ins Pedal, wird hauptsächlich die Oberschenkelmuskulatur trainiert. Verlagerst du das Gewicht auf den Ballen, werden die Waden gekräftigt.

Rollen für die schlanke Linie!

Wie wär's mit Inlineskating im Sommer? Bladen strafft den ganzen Körper, vor allem aber die Oberschenkel und den Po. Und wenn du ein bisschen Gas gibst, verbrauchst du jede Menge Kalorien. Bei einer halbe Stunde Skaten verlierst du immerhin 170 bis 240 Kalorien. Am besten fängst du mit 20 Minuten an und steigerst deine Trainingseinheit nach und nach auf eine Stunde.

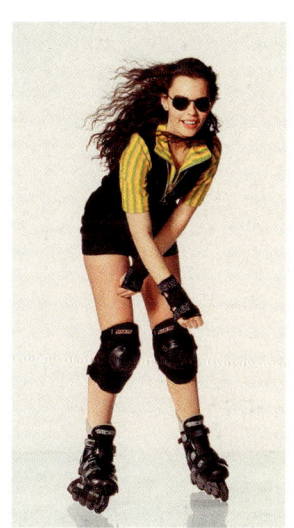

Ab ins kühle Nass!

Schwimmen ist super für den Body. Weil Wasser dem Körper einen 50- bis 60-mal größeren Widerstand bietet als die Luft, können pro Stunde bis zu 400 Kalorien verbraucht werden. Also verlege das Treffen mit deiner Freundin einfach mal ins Schwimmbad. Da kann man prima quatschen, sich ausgiebig bewegen und zur Belohnung geht's dann sogar noch in die Sauna!

Beim **Kraulen** wird durch die Armbewegungen die gesamte Brust- und Schultermuskulatur gekräftigt. Super Nebeneffekt: Dein Busen bekommt eine schöne Form und bleibt länger straff. Aber auch die Unterarme, die Bauchmuskulatur und der Po werden gefestigt.

Beim **Brustschwimmen** werden vor allem die Oberschenkelmuskulatur und der Trizeps (an der Innenseite des Oberarmes) gestrafft.

Delfin oder Schmetterling gehört sicherlich zu den anspruchsvollsten Schwimmstilen. Da bei den wellenartigen Bewegungen sämtliche Körperteile arbeiten, werden nicht nur Brust, Beine und Schultern gekräftigt, sondern der gesamte Body wird gestählt.

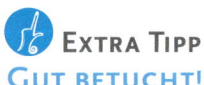

EXTRA TIPP

GUT BETUCHT!

Mit bunten Balitüchern lässt sich eine kurvige Figur prima kaschieren. Sie sind immer »in«. Du kannst sie ruhig auch im Hallenbad umbinden.

RUNTER MIT DEN PFUNDEN
Ausdauersportarten im Überblick

Kalorienverbrauch pro Stunde:

Laufen ca. 600 Kalorien	Schwimmen ca. 500 Kalorien
Crosstrainer ca. 500 Kalorien	Rudern ca. 500 Kalorien
Radfahren ca. 450 Kalorien	Nordic Walking ca. 400 Kalorien

SPRING DICH FIT!

Lust, deinen Pfunden davonzuhüpfen? Eine Minute lang Hampelmann-springen strafft den ganzen Körper und zehn Minuten Seilspringen bringt genauso viel wie zehn Minuten Waldlauf. Gut 200 Kalorien bleiben da auf der Strecke. Zum Warmwerden springst du erst auf einem Bein, dann auf dem anderen. Danach hüpfst du gleichzeitig mit beiden Beinen durch das Seil und trainierst so die Ober- und Unterschenkel. Ideal sind fünf Springrunden pro Woche. Tipp: Lieblings-CD auflegen und drauflossspringen!

 EXTRA TIPP

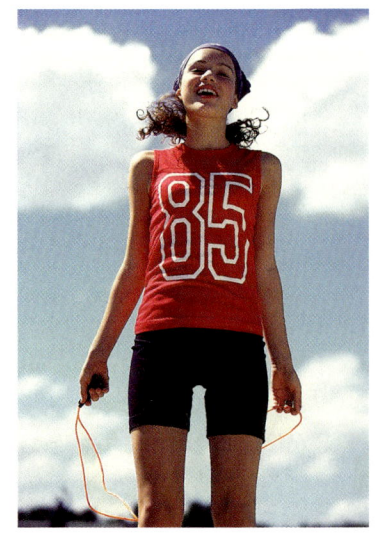

Um ausdauernd Energie produzieren zu können, verbraucht der Körper neben Sauerstoff auch Glucose (Zucker). Sobald der Glucose-Vorrat aufgebraucht ist, was nach ca. 20–40 Minuten Sport der Fall ist, greift der Organismus die Fettreserven an, um weiter funktionieren zu können: Dann geht es den Fettpölsterchen echt an den Kragen.

❄ ❄ ❄ DREAM-TEAMS

Mannschaftssport ist eine gute Möglichkeit, sich selbst zum Durchhalten zu motivieren. Denn gemeinsame Matches zu bestreiten macht Spaß! ❄ ❄ ❄

MUCKIS STATT SPECK!

Bewegung verbraucht Energie. Deswegen ist Sport ja auch ein prima Mittel, um Fettpolster abzubauen. Bei regelmäßigem Muskeltraining passiert aber noch etwas anderes. Die antrainierten Muskelzellen wachsen und werden langsam dicker. Das Verblüffende aber ist: Da Muskeln mehr wiegen als Fett, kann man den Erfolg nicht sofort an der Waage ablesen. Wer regelmäßig Gewichte stemmt, wird feststellen, dass man an Körpergewicht zulegen, aber trotzdem schlanker werden kann. Deshalb unser Tipp: Messe deine Körpermaße (Oberarme, Taille, Hüfte, Oberschenkel) mit einem Maßband. Trage dein Start-ergebnis in ein Büchlein ein und checke deine neuen sport-lichen Maße alle vier Wochen. Es wird dir Spaß machen, wenn du siehst, wie dein Körper sich verändert.

Auch wenn es beim Bodybuilding locker zugeht, Folgendes ist im **Studio tabu:**

➜ Geräte blockieren

Das Handtuch auf der Maschine lassen und sich mit einem lässigen »Ich muss da gleich noch mal ran« an die Bar zu verabschieden, geht gar nicht.

➜ Knallenge Kleidung

Statt sexy Trikots und leuchtenden Stirnbändern lieber lange Jogginghose in Grau, weißes T-Shirt, Sportsocken, bequeme Hallenschuhe und ein ge-decktes Sweatshirt für die Pausen tragen.

➜ Baggern

In Studios lächelt man sich gerne aufmunternd an, was in den seltensten Fällen mit »Was hast du heute Abend vor?« zu übersetzen ist.

➜ Richtig hanteln

Mit kleinen Gewichten zu trainieren ist weniger lächerlich als mit zu großen. Wer sich auskennt, sieht sofort, ob du dein Koordinationslimit über-schreitest. Auch zu schnelle Bewegungen entlarven dich als Aufschneider.

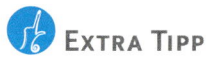

EXTRA TIPP

WER SPORT MACHT, ISST WENIGER!

Der Grund: Beim Trainieren wird das Hormon Endorphin ausgeschüttet, das wie ein Appetitzügler wirkt. Erst ein bis zwei Stunden nach dem Sport stellt sich der Hunger ein. Trick gegen eventuellen Heißhunger nach dem Sport: einfach Salat oder Obst essen.

 NUR AB UND ZU MAL SPORT?

»Bringt Sport einmal pro Woche überhaupt etwas? Oder kann man das dann gleich sein lassen?«

Ein Mal ist besser als kein Mal. Tipp: Trainiere immer an einem festgelegten Tag und verabrede dich mit einer Freundin. So fällt's leichter und du bleibst bei der Stange.

TOP VON KOPF BIS FUSS! – 30-MINÜTIGES BODYSTYLING-PROGRAMM

Lust auf eine tolle Kontur und eine schmalere Silhouette? Mit dem ausgeklügelten Fitness-Programm kriegt jeder Körperteil sein Fett weg. Vergiss nicht, während der Übungen tief ein- und auszuatmen und dich vor dem Training gut aufzuwärmen. Zum Beispiel so: Erst auf der Stelle gehen, dann marschieren. Dabei die Knie richtig gut hochziehen und die Arme mitschwingen. Drei Minuten reichen schon!

6 MINUTEN FÜR FESTE OBERSCHENKEL!

Setze dich ganz gerade auf einen Stuhl und halte dich mit den Händen seitlich am Sitz oder an der Lehne fest. Jetzt die Knie in Richtung Brust ziehen und die Fußspitzen dabei nach unten strecken, kurz halten und dann die Beine absetzen. Wiederhole die Übung mindestens 15-mal.

Dann für die Festigung der vorderen Oberschenkel auf den Boden setzen, die Beine anwinkeln und den Oberkörper hinten mit den Armen abstützen. Jeweils im Wechsel ein Bein nach vorne ausstrecken und kurz halten. Diese Übung 20-mal wiederholen.

Für das »Bodytoning« der inneren und äußeren Schenkel Seitenlage einnehmen. Den Oberkörper anheben und mit dem Unterarm abstützen. Die andere Hand vor dem Körper auflegen. Jetzt das obere Bein bis Hüfthöhe anheben, kurz halten und wieder absenken. 12-mal wiederholen und dann die Seite wechseln.

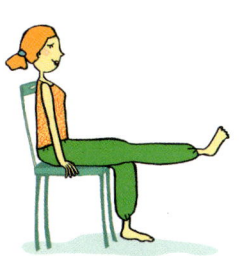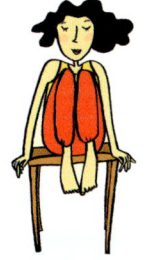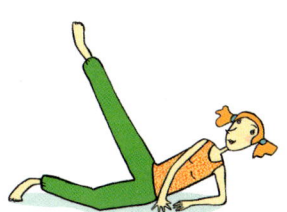

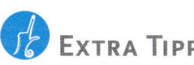 **Extra Tipp**

Braune Beine wirken schlanker

… und Cellulite fällt auch weniger auf. Bevor du zum Selbstbräuner greifst, mach vorweg ein Peeling. Es löst verhornte Hautschüppchen und glättet raue Stellen. Die künstliche Bräune sieht so schöner und gleichmäßiger aus.

6 Minuten für einen Knackpo!

Wie eine Ballerina auf die Zehenspitzen stellen, dann ganz langsam in die Knie gehen. Die Knie dabei leicht spreizen und einen Apfel, den du vorher neben deinen Fuß gelegt hast, mit der Hand aufheben. Wichtig: Dein Oberkörper muss während der gesamten Übung ganz aufrecht bleiben! Die Kraft, die du für das Hochgehen brauchst, darf nur von den Po- und Oberschenkelmuskeln kommen. Um die Balance zu halten, kannst du dich am Anfang am Türrahmen oder einer Tischkante festhalten. Die Übung 10-mal wiederholen.

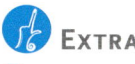 **Extra Tipp**

Rubbeln gegen Dellen!

Massierst du deine Pobacken mit einem Massagehandschuh in kreisenden Bewegungen, fördert das die Durchblutung der Haut, stärkt das Bindegewebe und beugt Cellulite vor. Auch gut: Bei jedem Duschen dem Po zuletzt noch eine kleine »Abreibung« mit einem kalten Wasserstrahl verpassen. Das festigt das Gewebe ebenfalls.

6 Minuten für einen flachen Bauch!

Für das »Forming« der Körpermitte flach auf den Rücken legen und die Beine anwinkeln. Die Hände hinter den Kopf nehmen, dann den Oberkörper 8-mal langsam anheben und senken. Drei Wiederholungen.

Danach die Hände nach vorne nehmen und den Oberkörper leicht anheben. Die Stellung ca. 10 – 30 Sekunden halten. Die Übung 3-mal wiederholen.

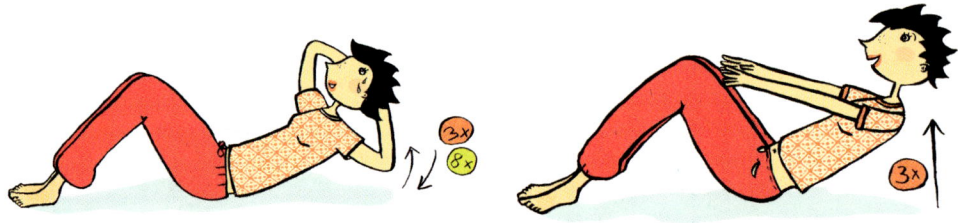

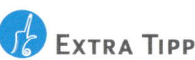 **Extra Tipp**

Rundung einkreisen!

Beim Eincremen des Bodys erhält dein Bäuchlein eine extra Massage. Du massierst im Uhrzeigersinn mit der flachen Hand erst rund um den Bauchnabel, dann wanderst du mit sanftem Druck in kleinen Kreisen über die ganze Bauchpartie.

6 Minuten für eine tolle Taille!

Zugegeben, das Taillen- und Hüft-Training ist nicht ohne, aber es lohnt sich: Seitlich hinlegen und die Beine leicht anwinkeln und geschlossen halten. Die Hände im Nacken verschränken und den Oberkörper langsam anheben und senken. Das Ganze 8-mal pro Seite.

In der Seitenlage bleiben, aber jetzt den Oberkörper aufrichten, indem du ihn mit den Händen neben deinem Body aufstützt. Jetzt Bauch und Po fest anspannen und die Hüfte anheben. 20 Sekunden lang halten und absetzen. Das Ganze wieder 8-mal pro Seite wiederholen

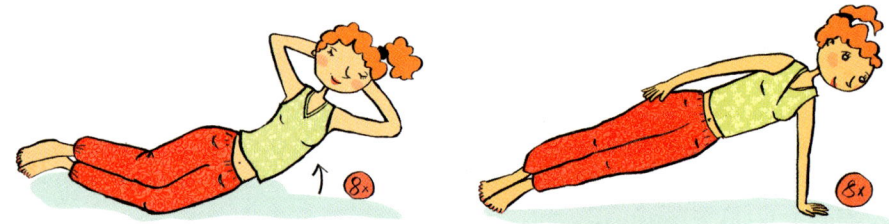

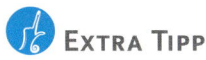 **EXTRA TIPP**

STREICHELEINHEITEN!

Mit einem Massageöl lässt sich die Haut im Bereich der Taille und der Hüften besonders schön geschmeidig halten.

6 MINUTEN FÜR PERFEKTE ARME!

Das Workout für schön definierte Oberarme ist total einfach, aber superwirkungsvoll: Du nimmst zwei leichte Gewichte oder gefüllte Wasserflaschen und stellst dich mit leicht gespreizten Beinen gerade hin. Die Arme zur Seite nehmen, anwinkeln und die Gewichte nach oben stemmen. Die Übung mindestens 20-mal wiederholen. Das Gewicht der Hanteln ist weniger wichtig als die häufige Wiederholung. Achte außerdem darauf, dass du die Gewichte schön senkrecht und am Ohr entlang nach oben führst. Dann wieder leicht gegrätscht und mit seitlich ausgestreckten Armen hinstellen. Die Arme langsam vor dem Körper zusammenführen, kurz halten und wieder zur Ausgangsposition zurückführen. Das Ganze 15- bis 25-mal wiederholen.

 EXTRA TIPP

WECHSELDUSCHEN!

Um das Bindegewebe zu straffen, machst du am bestens morgens eine Wechseldusche mit kühlem und mit warmem Wasser. Zuletzt braust du die Arme 30 Sekunden mit warmem Wasser ab und duschst kurz mit einem kalten Strahl nach. Danach verwöhnst du die Arme mit einer reichhaltigen Bodycreme.

6 MINUTEN FÜR EINEN SCHÖNEN BUSEN!

Mit dieser Übung kannst du deinen Busen straffen:
Aufrecht hinstellen und die Handflächen in Brusthöhe – wie beim Beten – gegeneinanderpressen. 30 Sekunden halten, kurz lockern und das Ganze 15-mal wiederholen. Je fester du presst, desto effektiver wird die Übung.

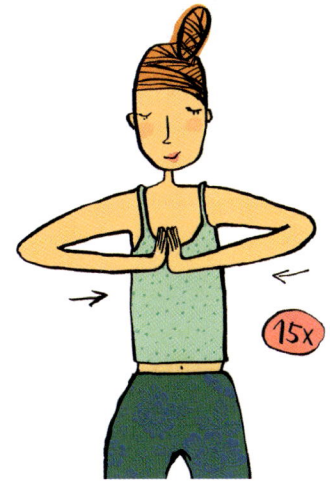

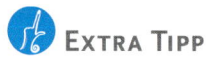 **EXTRA TIPP**

KÄLTE MACHT STRAFFE KURVEN

Die Brust mit kühlem Wasser abbrausen, das festigt zusätzlich das Gewebe.

STRETCHING ZUM SCHLUSS!

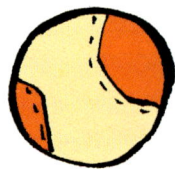

Jedes Training beendest du mit dem Dehnen deiner Muskeln.
Wir haben dafür vier Stretching-Übungen für dich:

FÜR DIE OBERSCHENKEL:

Seitlich mit der linken Hand an einer Wand, einem Baum oder
dem Geländer festhalten. Mit der rechten Hand den rechten Fuß fassen und
die Ferse Richtung Po ziehen. Das Becken leicht vorschieben. Danach mit
der linken Hand den linken Fuß fassen und das Ganze wiederholen.

FÜR DIE WADEN:

Die Hände gegen eine Wand oder eine hohe Mauer stemmen. Die Füße
ungefähr einen halben Meter zurücksetzen. Dann die Zehenspitzen anheben
und nach oben ziehen. Dabei den Po nach hinten strecken.

FÜR DIE HÜFTE:

Einen weiten Ausfallschritt machen. Mit beiden Händen auf dem Knie des
vorderen Beines abstützen. Dann den Schwerpunkt nach vorn verlagern und
die Hüfte vorschieben. Beine wechseln.

FÜR NACKEN, RÜCKEN, HÜFTEN UND SPANN:

Hinknien und sich dann auf die Fersen setzen. Dann so weit nach vorne
beugen, dass deine Brust die Oberschenkel berührt und deine Stirn den
Boden berührt. Die Hände nach hinten strecken, wobei die Handflächen
nach oben zeigen.
Bei jeder Übung so lange wie möglich in der jeweiligen Dehnungsposition
verweilen.

FITNESS FÜR SPORTMUFFEL!

Klar, über Nacht ist noch kein Couch-Potato zum Sport-Crack geworden.
Aber wetten, dass dich diese Fitness-Tipps auf den Geschmack bringen?
Ein paar Übungen dieser Art lassen sich nämlich sogar gut vor dem Fernseher
oder sozusagen nebenbei machen:

LUFTRADELN FÜR MEHR KONDITION

Wenn morgens der Wecker klingelt, bleibst du noch drei Minuten im Bett, hebst die Beine und fängst an, in der Luft zu radeln. Erst langsam und dann immer schneller.

FESTER PO BEIM ZÄHNEPUTZEN

Mit der freien Hand am Waschbecken abstützen. Das gestreckte Bein 30-mal in Zeitlupe nach hinten anheben. Dabei nicht den Boden berühren! Bein wechseln.

ÜBUNG FÜR UNTERWEGS

Egal, wo du stehst oder sitzt, spanne deinen Po fest an, zähle lautlos bis zehn und entspanne ihn dann wieder. So kräftigst du deine Pomuskeln und keiner merkt es.

LIFTVERBOT FÜR DIE SCHLANKE LINIE

Ab sofort werden keine Fahrstühle mehr benutzt, sondern Treppen! Stufensteigen wirkt wie Jogging auf den Körper.
Willst du toll geformte Waden, dann stell dir vor, die Stufen sind heiß, sodass deine Fußsohlen möglichst kurz die Treppe berühren.

HOME-RUN ZUR TRAUMFIGUR

Wenn du es zeitlich schaffst, dann steige auf dem Weg von der Schule nach Hause einfach eine Haltestelle früher aus. Dieser extra Weg killt dir pro zehn Minuten rund 100 Kalorien und das macht sich bald bei deiner Figur bemerkbar.

SCHLANK UND FIT BEIM ANPROBIEREN

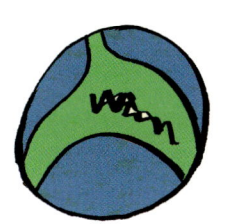

Raus aus den alten Klamotten und rein in brandheiße Jeans, Pullis und Kleider! Eine Stunde lang neue Sachen anprobieren macht nicht nur Riesenspaß, sondern verbrennt superviele Kalorien. Toller Nebeneffekt: Beim fliegenden Kleiderwechsel werden alle Muskeln trainiert.

Super Arme durch Shopping

Schlange an der Kasse? Macht nichts! Beim Warten den Einkaufswagen ein wenig anheben und einige Sekunden halten. Wieder loslassen und so weiter. Nach ein paar Wochen kannst du tolle Armmuskeln bestaunen!

Kick it, Baby

Einen durchschlagenden Erfolg für den ganzen Körper bringt auch Sky-Boxen: Fünf Minuten kräftig in die Luft schlagen und dazu schnell auf der Stelle laufen.

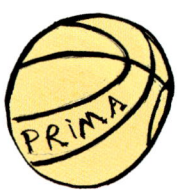

Tanz mit dir

Zwei bis drei heiße Songs bereithalten und einen auf Popstar machen: Die Hüfte schwingen, Arme und Beine kraftvoll mitbewegen. Das bringt eine Menge für die Figur und Spaß obendrein.

Gym für TV-Fans

Nutze die Werbepausen für ein Bauchmuskeltraining. Einfach auf den Rücken legen, ein dickes Kissen zwischen die Knie klemmen, Bauchmuskeln anspannen und 20-mal mit den Armen am Kissen hochziehen.

Kleines Bauch-weg-Programm zwischendurch

Im Stehen oder Sitzen den Bauch ganz tief einziehen, Spannung sieben Sekunden halten, dann blitzartig loslassen. Mindestens 6-mal wiederholen.

Hula-Hoop beim Krimi

Regelmäßiges Hüftschwingen mit dem Hula-Hoop-Reifen zaubert dir eine schmalere Form. Hüftbreit hinstellen, Bauch und Po anspannen und den Reifen auf Hüfthöhe kreisen lassen. Dann die Arme im Nacken verschränken und beim Fernsehen »hulahoopen«.

Was tragen beim Sport?

»Turnklamotten sehen bei meiner kurvenreichen Figur total doof aus! Was kann man sonst noch zum Sport tragen?«

Wie gefallen dir die coolen Retro-Trainingsanzüge mit streckenden Streifen? Oder lässige Workout-Pants zu Kapuzentops oder Band-T-Shirts? Die Teile sehen nicht nur beim Schulsport, sondern auch im Alltag schick aus.

 ## Extra Tipp
Kleiner Aufmunterungstrick gefällig?

Wenn du dich ausgepowert oder lustlos fühlst, solltest du den Punkt zwei bis drei Fingerbreit unterhalb des Nabels mit dem Mittelfinger nach oben hin massieren. Das bringt neue Energie und hebt die Laune.

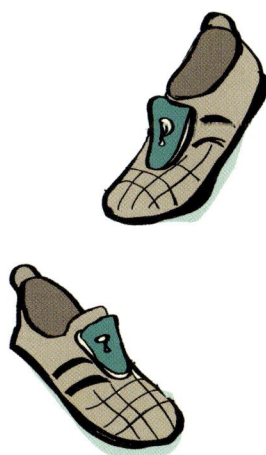

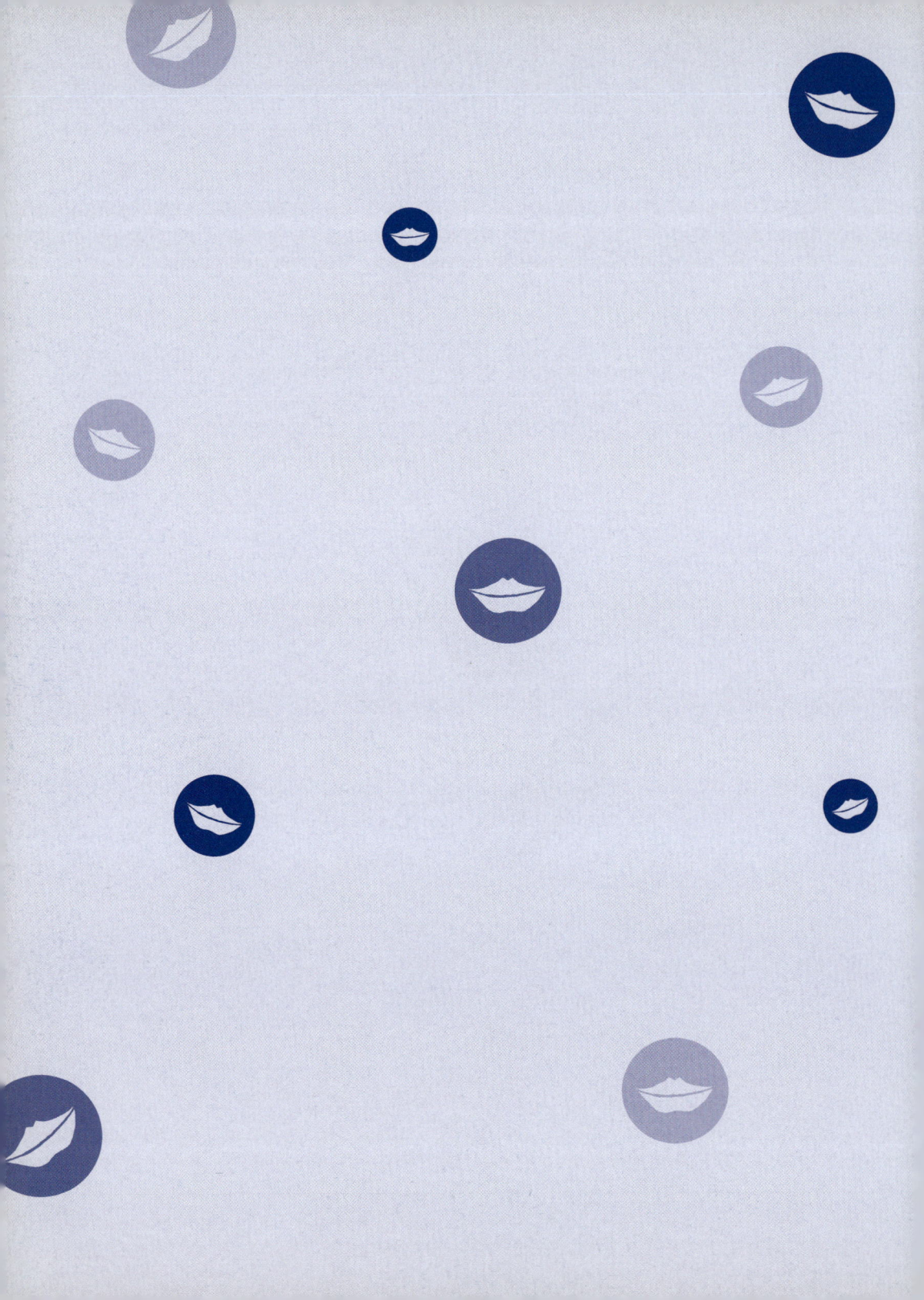

Kapitel 7

Abnehm-Pannen

ABNEHM-PANNEN

Selbst wenn du dir noch so viel Mühe gibst, sind Durchhänger ganz normal. Aber was dann? War dann alles umsonst? Nein! Mit ein paar Notfallplänen im Gepäck lassen sich die vielen kleinen und großen Pannen auf dem Weg zur Traumfigur erfolgreich meistern. Auch Fallen, die uns unsere Psyche stellt, kannst du mit ein paar Tricks erkennen und so verhindern, dass du hineintappst. Mit Frust, Stress und Langeweile – den drei großen Essensverführern – wollen wir gleich anfangen.

PSYCHO-FALLEN

Frust ist Ausdruck von Enttäuschung. Wenn wir uns angestrengt haben und das Ergebnis weniger toll ausgefallen ist als erwartet, sind wir frustriert. Stress, die große Plage unserer Gesellschaft. Leistung und Konzentration bei dauernder Zeitnot, wir fühlen uns überfordert.

Das Gegenteil von Stress ist Langeweile. Wenn Freunde weg sind, keine Action angesagt ist und wir nichts mit uns anzufangen wissen, sind wir gelangweilt.

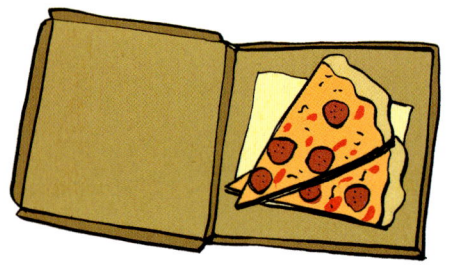

Und was machen wir bei Frust, Stress und Langeweile? Genau! Essen! Gründe und Gefühle, die den Griff zum Essbaren auslösen, sind unterschiedlich: Bei Frust ist es der Trost, bei Stress ist es der Wunsch nach Beruhigung und bei Langeweile ist es der Versuch, sich abzulenken. Sehen wir uns die Situationen mal genauer an. Haben sie nicht eines gemeinsam?

Sie sind unangenehm! Kein Mensch ist gern frustriert, gestresst oder gelangweilt. Deshalb will unser Gehirn diese negativen Gefühle so schnell wie möglich loswerden.

GUMMIBÄRCHEN ALS SEELENTRÖSTER!

Wer weiß, warum einem nach Gummibärchen oder anderen Süßigkeiten als Seelentröster ist, kann besser damit umgehen. Das Ganze hängt mit der Kindheit und der Erziehung zusammen. Immer wenn man sich als kleines Kind wehgetan hat und weinend zu Mama lief, gab es ein Trösterchen. Stimmt's? Ein buntes Pflaster vielleicht, liebevolle Worte, ein paar Gummibärchen, etwas Schokolade oder ein Brot mit seinem Lieblingsbelag. Genau das, was man in traurigen Momenten als Trost bekam, hat sich unser »Belohnungsgedächtnis« gemerkt. Weil unsere »schlechten« Gefühle auch heute noch so getröstet werden wollen, schlägt uns unser Gehirn das vor, was schon in unserer Kindheit gewirkt hat.

SO FUNKTIONIERT UNSER BELOHNUNGSSYSTEM!

Bestimmt bist du verwundert, dass es ein Belohnungssystem in unserem Gehirn gibt. Dieser kleine Punkt, tief in der Mitte unseres Gehirns, gehört zum sogenannten limbischen System. Hier sind sozusagen unsere Gefühle zu Hause. Wie eine Art Gedächtnis speichert dieser Punkt alles, was uns jemals Freude gemacht hat und was uns getröstet hat, wenn es uns nicht gut ging. Hier werden all die schönen Dinge des Lebens vermerkt – wie zum Beispiel ein netter Blick, ein liebevolles Wort, Lob und Musik, aber auch Kekse, unsere Lieblingsschokolade, die leckere Pizza und, und, und. Wenn wir schlecht drauf oder traurig sind, dann wird von einem anderen Teil des Gehirns im limbischen System »angefragt«, was unsere Gefühlslage verbessern könnte. Wenn du also bei Frust Lust auf Gummibärchen bekommst, dann hat dir dies dein Gehirn vorgeschlagen, um deine Laune zu verbessern. Ist dir dieser Ablauf einmal klar geworden, kannst du zukünftig besser dagegen ansteuern. Denn was sich wie Verwöhnen anfühlt, ist beim Abnehmen eigentlich eine Bestrafung. Am Ende zeigt nämlich die Waage wieder ein dickes Plus.

FUTTERN GEGEN FRUST

Ärger in der Schule, am Arbeitsplatz, in der Familie oder im Freundeskreis verlangt nach Seelentrost. Beispiel: Du wurdest in der Schule wegen deiner Figur gehänselt und kommst völlig frustriert nach Hause. Etwas Leckeres essen, das ist das Erste, was dir einfällt. Zwar wolltest du auf deine Ernährung achten, aber das ist dir in diesem Moment total egal. Wie sich die schlechten Gefühle am schnellsten beruhigen lassen, haben wir ja gelernt. Doch leider geht die positive Wirkung von Gummibärchen oder Schokolade wieder vorbei und ein erneuter Griff in die Süßigkeitentüte lockt.

Etwa so spielt sich jetzt in deinem Kopf der kleine Kampf zwischen deiner Vernunft und deinen Gefühlen ab. Gefühl: »Ich bin stinksauer!« Vernunft: »Warum, auf wen?« Gefühl: »Die blöde Kuh hat mich wegen meiner Figur aufgezogen. Ich brauch jetzt was Süßes zum Trost.« Vernunft: »Deshalb isst du Unmengen von Gummibärchen? Du wolltest doch abnehmen.« Gefühl: »Ist mir jetzt auch egal, das haut ja doch nicht hin!«

Jetzt kommt **Notfallplan No. 1** zum Einsatz. Mit ihm unterstützt du deine Vernunft und sagst zu dir selbst: »Okay, aus Frust habe ich Gummibärchen genascht. Aber dafür werde ich heute Abend einen großen Salat essen und ab morgen bei meiner Ernährung wieder alles richtig machen. Ich lasse mir doch nicht von anderen meinen Traum von einer tollen Figur vermasseln!« In diesem Gespräch mit dir selbst übermittelst du deinem Gehirn eine neue Botschaft und die Klärung, wer Verursacher deines Frustes ist, lässt deine schlechten Gefühle auch ohne Gummibärchen verschwinden. Zugegeben, das klingt komisch. Aber wenn du das Ganze noch ein paarmal gedanklich durchspielst, wird dir der Ablauf immer klarer und du kannst den »Nasch-Verlockungen« zukünftig besser und erfolgreich entgegensteuern.

Hast du schon einmal mit dir selbst gesprochen? Es gibt Menschen, denen sind solche Selbstgespräche peinlich. Aber sie sind wichtig und überhaupt nicht peinlich. Sie müssen ja nicht laut und in aller Öffentlichkeit stattfinden. Aber wenn du alleine bist, ist laut besser als stumm, wobei stumme Selbstgespräche besser sind als keine! Sie sind eine hervorragende Möglichkeit, unseren negativen Gefühlen Paroli zu bieten.

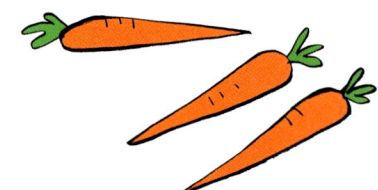

LÖFFELN GEGEN LANGEWEILE?

Genauso wie mit dem Frust gestaltet sich das auch mit der Langeweile. In den Momenten, in denen man nichts mit sich anzufangen weiß, in denen einem partout nicht einfällt, was man machen könnte, sehen wir nach, was uns eventuell der Kühlschrank oder die Süßigkeitenschublade an Ablenkung bietet. Doch genau wie beim Frustessen kehrt nach den verspeisten Happen auch schnell die Langeweile zurück. Bevor du erneut zum Kühlschrank rennst, greifst du zu **Notfallplan No. 2**. In diesem Fall fragst du dich: Was wollte ich schon längst mal machen? Oder: Was wäre toll, wenn ich es endlich erledigt hätte? Das geplante Ausmisten des Kleiderschrankes vielleicht? Tu es jetzt! Hinterher wirst du stolz auf dich und erleichtert sein. Und: Du konntest die Langeweile ohne weiteres Naschen verscheuchen – ein gutes Gefühl! Du siehst, wie wichtig das Gespräch mit dir selbst ist!

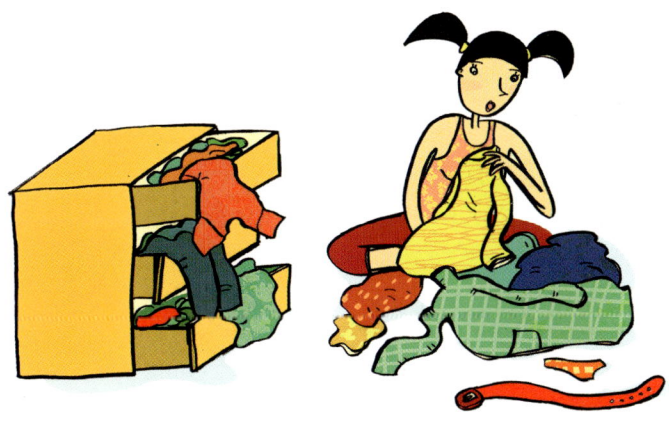

SNACKEN GEGEN STRESS?

Beißt du auch auf deinem Stift oder deinen Fingernägeln herum, wenn es in der Schule stressig wird? Oder hast du schon einmal Jens Lehmann beobachtet, wie er wild seinen Kaugummi kaut, wenn er auf einen Elfmeter des Gegners lauert? Dies sind nur zwei Beispiele dafür, die zeigen, dass wir Menschen »was zwischen die Zähne brauchen«, wenn es aufregend wird. Diese Angewohnheit stammt aus der Zeit, in der die Menschen noch Jäger waren und von wilden Tieren bedroht wurden. Da war es wichtig, entweder schnell wegzurennen oder kräftig zuzuschlagen. Beides sind extreme körperliche Anstrengungen, die der Mensch nur geschafft hat, weil der Körper für diese Notsituation extra Kräfte bereithielt, die seine Muskeln stark und schnell machten. War die Gefahr gebannt, dann entspannte sich die Muskulatur wieder und der Neandertaler konnte sich erholen. Heutzutage ist es in den seltensten Fällen so, dass wir von wilden Tieren bedroht werden. Doch unser Gehirn kann zwischen Prüfungsstress und körperlicher

Bedrohung nicht unterscheiden. Angst bzw. Stress, egal, welche Ursachen sie haben, versetzen erst unser Gehirn und dann den Körper in Alarmbereitschaft. Wie damals bei unseren Vorfahren spannen sich unsere Muskeln und wir würden am liebsten flüchten. Weil das meistens nicht geht, versuchen wir durch Kauen, wenigstens den stärksten Muskel unseres Körpers, nämlich den Kaumuskel, zu bewegen, um ein wenig von unserem Stress loszuwerden. Keine gute Idee ist es, den Kaumuskel mit Schokolade, Burger oder Kuchen zu bewegen. **Notfallplan No. 3**: Schieb dir lieber einen Kaugummi in den Mund. Auch gut: etwas Hartes wie Karotten, Äpfel oder Brotrinde kauen, das entstresst ebenfalls. Das beste Mittel gegen Stress ist und bleibt natürlich die Bewegung.

ICH NEHME NICHT MEHR WEITER AB!

»Ich habe vor zwei Monaten meine Ernährung umgestellt und auch schon ganz toll abgenommen. Doch jetzt geht es einfach nicht mehr weiter voran. Woran liegt das?«

Lass dich nicht entmutigen. Es ist vollkommen normal, dass du in Schüben abnimmst. Dabei kann die Gewichtsabnahme auch mal stagnieren oder das Gewicht sogar ein wenig ansteigen. Denn der Grundumsatz des Körpers an Kalorien sinkt, je mehr du abnimmst. Gemeine Folge: Die Kilos purzeln langsamer.

SCHÖNE PLEITE!

Du warst so tapfer. Die ganze Woche hast du heldenhaft Gemüse und Obst geknabbert und auf Currywurst und Pizza verzichtet. Deine Freundinnen haben dich um dein Durchhaltevermögen hemmungslos beneidet. Aber jetzt ist der Hunger nach »Verbotenem« stärker als du. Mamas Sahnetorte kannst du nicht widerstehen und du isst gleich drei Stück hintereinander. Dumm gelaufen. Aber kein Grund, dein »Iss dich schön«-Kartenspiel in die Ecke zu pfeffern und mit dem Abnehmen aufzuhören. **Notfallplan No. 4**: Setze dich hin und analysiere, woher dieser plötzliche Heißhunger kam. Wenn du feststellst, was bei deinem Abnehm-Unternehmen schiefläuft, kannst du die nächste Pleite garantiert verhindern. Morgen startest du neu durch und nimmst es mit deiner Ernährungsumstellung wieder ernst. Keine Bange, das Ernährungsprogramm wird in deinem Leben bald fest verankert sein.

❀ ❀ ❀ Erst überlegen und dann essen.
Wenige Sekunden des Nachdenkens und des Selbstgespräches genügen oftmals, um die Lust auf Nascherein verfliegen zu lassen. ❀ ❀ ❀

SUMMEN ODER BRUMMEN

Was ist der Unterschied zwischen Hunger und Appetit? Hast du dir diese Frage schon einmal gestellt? Hunger ist körperlich. Der Magen ist leer und knurrt. Appetit hat mit wirklichem Hunger nichts zu tun. Vielleicht ist es ein leckerer Geruch, der gerade an deiner Nase vorbeigezogen ist, oder es ist irgendein Bild, das dich zum Essen verführen will. Immer wenn du außer der Reihe Lust auf was Essbares bekommst, stelle dir folgende Frage: Summt es oder brummt es? Brummen steht für den Hunger. Summen steht für Appetit. Wenn es summt, greif zu **Notfallplan No. 5**: Mit einem großen Glas Tee oder Wasser lässt sich der Appetit leicht besiegen.

NOCH MEHR NOTFALLPLÄNE!

Wie du merkst, gibt es eine Menge Stolpersteine auf dem Weg zur Wunschfigur. Auch die Ernährungsumstellung ist gar nicht so leicht. Hier weitere Tricks für den Notfall:

➡ Halte immer diesen Satz parat: Nichts schmeckt so gut, wie sich schlank sein anfühlt!

➡ Habe deine Wunschfigur wie ein Video vor Augen und lass es ablaufen, wenn du wieder einmal zum Naschen verführt wirst.

➡ Habe immer ein Stück Obst, eine Karotte o. Ä. griffbereit und am besten schon vorgeschnitten in einer Snackbox in deiner Tasche oder deinem Rucksack.

➡ Versuche deine Probleme zu lösen, anstatt sie »wegzufuttern«. Du weißt ja, das funktioniert nicht.

➡ Suche einen Verbündeten, der es toll findet, dass du deine alten Essgewohnheiten ändern willst. Ein Gespräch mit jemandem, der dich anfeuert oder gar mitmacht, wirkt Wunder.

Kapitel 8

EXPRESS YOURSELF!

Express yourself! – Tipps für Selbstbewusstsein & Ausstrahlung

Denkst du von dir, du bist ein hässliches Entlein, unscheinbar, langweilig und dick? Dann ist es allerhöchste Zeit, für ein bisschen mehr Selbstbewusstsein zu sorgen. In diesem Kapitel wollen wir dir zeigen, wie du ein positives Selbstbild von dir zu unterstreichen lernst. Eine tolle Ausstrahlung ist nicht angeboren, man kann sie erlernen! Das ist keineswegs harte Arbeit, sondern einfach Übungssache, die richtig Spaß machen kann. Am Ende fühlst du dich selbstsicherer und schöner!

Was heisst eigentlich Selbstbewusstsein?

Trenne einmal das Wort, dann wird es dir klarer. Es bedeutet, sich seiner »selbst« »bewusst sein«. Einfacher ausgedrückt: Ich weiß, wer ich bin. Aber weiß man das nicht ohnehin? Nein! Wenn man jung ist, beschäftigt man sich meist mehr mit den Eigenschaften der anderen als mit seinen eigenen.

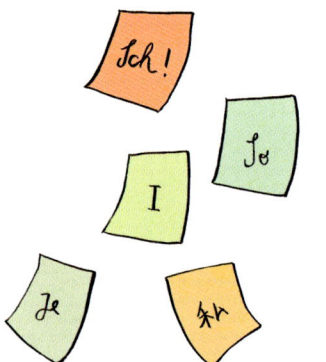

Man macht sich hauptsächlich Gedanken darüber, wie man von anderen gesehen wird. Wie man es anstellt, dass sie einen cool finden, um in ihre Clique aufgenommen zu werden. Sich »seiner selbst bewusst sein« heißt aber, sich seine eigene Meinung zu den Dingen zu bilden, seinen eigenen Geschmack, die eigenen Wünsche, Träume und Ziele zu entwickeln. All das unabhängig davon, was andere Menschen sagen oder tun. Erst wenn man sich über sich und seine Person klar geworden ist, wird man Freunde finden, die zu einem passen und die einen genauso mögen, wie man ist. Mit all seinen positiven Eigenschaften und auch den kleinen Macken.

STEH ZU DIR!

Leichter gesagt als getan in einer Gesellschaft wie unserer, in der so viel Wert auf Äußerlichkeiten gelegt wird. Wie soll man da den vielen Trends in Zeitschriften, Werbespots und Videoclips widerstehen und sagen können: Ich bin, wie ich bin, und stehe dazu? Dafür muss man sich seiner Stärken bewusst sein! Kennst du sie? Mach den Quick-Check:

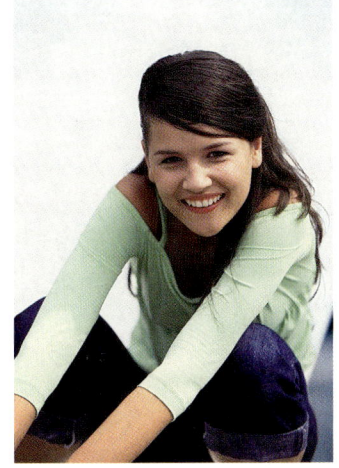

TEST: MAGST DU DICH SELBST?

Kreuze die Dinge an, die dir an dir, deinem Charakter und an deinem Körper gefallen:

☒ Gesicht	☐ Figur	☒ Augen
☒ Mund	☒ Haare	☒ Busen
☒ Beine	☐ Bauch	☐ Po
☐ Stimme	☐ Energie	☐ Wirkung auf Jungs
☐ Zuverlässigkeit	☒ Lachen	☐ Organisationstalent
☐ Sportlichkeit	☐ Offenheit	☒ Teamgeist
☒ Mitgefühl	☒ Ehrlichkeit	☐ Selbstbewusstsein

Du hast weniger als zehn Kreuzchen gemacht? Dann musst du schnellstens an deinem Selbstbewusstsein arbeiten! Zum Beispiel so:

TRAINING FÜRS »ICH«!

Lässt sich das »Ego« überhaupt trainieren? Klar, der Fachausdruck hierfür ist »mentales Training«. Wettkampfsportler nutzen es, aber auch immer mehr Menschen, die vor einer schwierigen Aufgabe stehen, wie beispielsweise einem Berufswechsel. Beim ICH-Training werden falsche Auffassungen, die man von sich hat, aufgedeckt, um anschließend richtige Verhaltensweisen einzuüben. Ziel ist es, Ängste und Unsicherheiten abzubauen und das Selbstvertrauen aufzubauen.
Lust auf so ein Training? Dann musst du dich nochmals genau unter die Lupe nehmen. Du nimmst ein leeres Blatt Papier und ziehst in der Mitte einen Strich. In die eine Hälfte trägst du deine guten Eigenschaften ein und

in die andere deine weniger guten (keine Angst, kein Mensch besitzt nur gute Eigenschaften!). Danach gehst du dein Blatt einmal ganz in Ruhe durch und überlegst, ob du jemanden mit diesen Eigenschaften mögen würdest und ob du mit ihm befreundet sein wolltest. Wenn ja, prima. Befreunde dich mit dir selbst und stehe fortan zu dir. Schreib mit Lippenstift »Meine beste Freundin« auf deinen Spiegel. Mach dir Komplimente, so wie du es bei einer Freundin tun würdest, und muntere dich auf.

Dein Ergebnis fiel negativ aus? Mal ehrlich, hast du überhaupt deine echte Meinung über dich abgegeben? Oder hast du vielleicht nur das aufgeschrieben, von dem du glaubst, was andere über dich denken? Ein Grund mehr, deinem Selbstvertrauen auf die Sprünge zu helfen und dein Ego zu verbessern.

GEFALLEN UM JEDEN PREIS? NEIN, DANKE!

Vielleicht kennst du den Spruch: »Brave Mädchen kommen in den Himmel, freche Mädchen kommen überall hin.« Da ist was dran. Trotz Emanzipation sind Mädchen immer noch darauf bedacht, es jedem recht zu machen. Anders ausgedrückt: Sie passen sich nur allzu gerne an. Diese Angewohnheit, erst einmal zu schauen, was die Umgebung von einem erwartet, um dann seine Handlungen danach auszurichten, ist für viele Mädchen typisch. Wie kann man das verändern? Zuerst einmal muss dir dieser Umstand bewusst werden. Sei es, dass es sich um ein Outfit handelt, das du gerne tragen würdest – du traust dich aber nicht, weil du dir nicht sicher bist, ob es angesagt ist oder die anderen es gut finden. Oder sei es, dass du bei einer Diskussion deine Meinung nicht zu sagen wagst.

Trau dich, zu tragen, zu sagen und zu tun, was du für richtig hältst. Es kann sein, dass dein Umfeld mit »Du hast dich aber verändert!« oder »Was ist denn mit dir auf einmal los?« reagiert. Macht nichts. Sie werden sich daran gewöhnen. Das Tolle: Je weniger angepasst du dich verhältst, umso besser klappt es mit dem Abnehmen. Denn es wird dir immer leichter fallen, den eigenen Weg zu gehen. Das bedeutet, weniger gefrustet zu sein. Und wer weniger Frust hat, der muss auch nicht mit Schokolade oder Pommes dagegen ankämpfen.

Es könnte sogar sein, dass dein neues Verhalten einem anderen Mädchen Mut macht, dir nachzueifern. Wäre das nicht toll? Dann hättest du gleich noch eine neue Freundin gefunden. Überhaupt ist es eine gute Idee, sich jemanden mit ins Boot zu holen. Gemeinsam ist man stärker!

15 Dinge, die dein Selbstbewusstsein pushen:

1. Glaub an dich: Zeig, was du draufhast. Aber erwarte nicht, dass andere dich dafür loben. Du brauchst niemanden, um dich selbst toll zu finden. Wenn du stolz auf deine neue Frisur, eine gute Note oder ein selbst gemaltes Bild bist, dann fühle dich schön, auch wenn keiner es anspricht.

2. Säen und ernten: Behandle die anderen so, wie du gerne behandelt werden würdest. Lästerst du über andere ab oder verhältst dich pampig ihnen gegenüber, darfst du dich nicht wundern, wenn du genau das zurückbekommst.

3. Bleibe dir selbst treu! Man wird nicht beliebter, wenn man versucht, genauso zu sein wie die anderen. Du brauchst weder das gleiche Handy, noch musst du dich anziehen wie sie. Verbiege dich nicht, sondern versuche, zukünftig nur das zu machen, was du für dich selbst okay findest.

4. Sei offen für Neues! Schließe dich neuen Unternehmungen an, sei es in der Schule oder in Vereinen. Mitmachen und mitlachen. Dabei lernst du neue Leute kennen und Spaß macht es auch noch.

5. Sei vorsichtig mit vorschneller Kritik. Natürlich sollst du in Gesprächen deinen Standpunkt vertreten. Es ist wichtig, eine eigene Meinung zu haben. Aber jemand, der nur Einwände hat und immer gegen alles ist, macht sich auf Dauer unglaubwürdig und unbeliebt.

6. Tu einfach so, als wärst du die Schul-Queen. Lauf aufrecht und lächelnd herum. Das wirkt auf andere wie ein Magnet. Sie werden gern in deiner Nähe sein.

7. Lass dich nicht ausnutzen! Es bringt nichts, ständig andere mit Hausaufgaben zu versorgen. Das sollte ein Geben und Nehmen sein: »Heute schreibst du bei mir ab, morgen dafür ich bei dir!«

8. Verschließ dich nicht! Die Arme zu verschränken ist zwar bequem, kommt aber abweisend, ängstlich und unsicher rüber. Also: Arme auf! Du wirst sehen, da bekommst du von Freunden wie Fremden eine ganz andere Reaktion.

9. Rede mit den Händen: Unterstreiche mit dem Körper, was du sagen willst. Dann nimmt dich jeder wahr und merkt sich besser, was du gesagt hast.

10. Unsicherheiten sind erlaubt: Jeder ist mal unsicher, das ist doch ganz klar. Wer es zugibt, beweist Selbstbewusstsein.

11. Relaxter aussehen: Schließe die Augen und atme durch die Nase tief ein, sodass dein Bauch ganz dick wird. Halte kurz inne und atme durch den Mund wieder so aus, als ob du eine Kerze ausblasen würdest. Diese Übung fünfmal wiederholen. Das verleiht dir im Nu ein entspanntes, ausgeglichenes Aussehen.

12. Stell Blickkontakt her! Starre bei Gesprächen nicht auf den Boden, sondern schau dem anderen in die Augen. Damit kommst du viel selbstsicherer rüber.

13. Sprich langsam und deutlich! Wenn man nervös ist, verhaspelt man sich leicht, das wirkt unsicher. Je deutlicher du sprichst, umso selbstbewusster erscheinst du.

14. Lächle! Damit hast du in jeder Situation schon halb gewonnen.

15. Übe, übe, übe! Habe Geduld mit dir und belohne dich für jeden kleinen Fortschritt. Lass dich bei deinem Ego-Training nicht entmutigen und denke immer daran: Es ist noch kein Meister vom Himmel gefallen.

SCHLUSS MIT SELBSTMITLEID!

Menschen, die sich zu dick, zu dünn, zu klein, zu groß, zu hässlich, zu ungelenkig oder sonst irgendwie »unpassend« fühlen, haben oft eines gemeinsam: Sie bemitleiden sich selbst. Ständig fühlen sie sich ungerecht behandelt, sehen

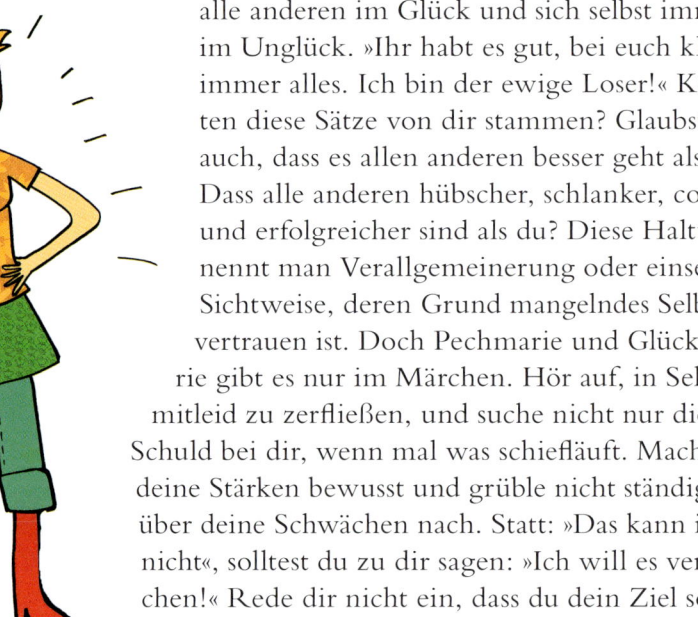

alle anderen im Glück und sich selbst immer im Unglück. »Ihr habt es gut, bei euch klappt immer alles. Ich bin der ewige Loser!« Könnten diese Sätze von dir stammen? Glaubst du auch, dass es allen anderen besser geht als dir? Dass alle anderen hübscher, schlanker, cooler und erfolgreicher sind als du? Diese Haltung nennt man Verallgemeinerung oder einseitige Sichtweise, deren Grund mangelndes Selbstvertrauen ist. Doch Pechmarie und Glücksmarie gibt es nur im Märchen. Hör auf, in Selbstmitleid zu zerfließen, und suche nicht nur die Schuld bei dir, wenn mal was schiefläuft. Mach dir deine Stärken bewusst und grüble nicht ständig über deine Schwächen nach. Statt: »Das kann ich nicht«, solltest du zu dir sagen: »Ich will es versuchen!« Rede dir nicht ein, dass du dein Ziel sowieso nicht erreichst, sondern motiviere dich und geh es an. Wetten, du schaffst viel mehr, als du denkst!

Zusatztipp: Ist deine Stimmung mal wieder auf dem Nullpunkt, gönn dir ein Relaxbad und denk an die Situationen, die du schon erfolgreich gemeistert hast. Das wirkt Wunder!

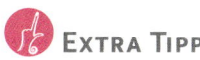 EXTRA TIPP:
FISHING FOR COMPLIMENTS!

Komplimente tun jedem gut. Dir auch! Also, hol sie dir. Frag deine Eltern, deine Geschwister oder deine Freundin, was toll an dir ist und was du gut kannst. Nimm ihre Antworten ernst. Das streichelt deine Seele und unterstützt deine positive Ausstrahlung.

MIESE LAUNE? GANZ NORMAL!

Mit Sicherheit sagen wir dir nichts Neues und wahrscheinlich kannst du es auch nicht mehr hören, aber es ist nun einmal so: Du bist in der Pubertät. Es ist die Zeit des letzten großen Umbaus deines Körpers und deines Gehirns. Es ist eine spannende, wenn auch eine schwierige Zeit. Denn extreme Stimmungsschwankungen – von fröhlich-albern bis niedergeschlagen, von null Bock bis genervt – sind jetzt ganz normal. Hinzu kommt, dass Mädchen durch die hormonelle Umstellung mit Pickeln, Periodenschmerzen und Schwindelgefühlen zu kämpfen haben. Außerdem verändert sich der Schlafrhythmus, da das Schlafhormon Melatonin später ausgeschüttet wird. Was zur Folge hat, dass du abends schlechter einschlafen kannst, morgens oft unausgeschlafen und damit schlecht drauf bist. Mach dir klar, dass die Pubertät schuld an deinen Launen ist. Es liegt also nicht an dir oder deinem Charakter.

HAPPY KICKS!
Tricks gegen Miesepetrigkeit

FRÜHER AUFSTEHEN!
Versuche den Tag so ruhig wie möglich zu beginnen. Bloß keine Hetzerei. Besser eine halbe Stunde früher aufstehen, um in Ruhe frühstücken zu können. Es lohnt sich. Ein stressloser Start macht gute Laune!

Hoho, haha ... einfach mal lachen!

Kichern, glucksen – egal. Am besten vor einem Spiegel. Dabei den Kopf in den Nacken werfen, Augen zu Schlitzen machen und kichern. Wetten, du kommst dir dabei so albern vor, dass du gar nicht anders kannst, als lauthals loszulachen. Dabei werden Endorphine und Dopamine freigesetzt. Diese Stoffe sind sogenannte Glückshormone und zaubern gute Laune.

Frischluft und viel Licht!

Geh so oft wie möglich raus! Je mehr natürliches Licht du aufnimmst und dich draußen bewegst, umso besser gelaunt bist du – selbst an wolkenverhangenen Regentagen.

Dauertelefonat!

Bei Weltuntergangsstimmung hilft auch ein langes Gespräch mit jemandem, der dich versteht. Hinterher sieht die Welt gleich ein bisschen freundlicher aus.

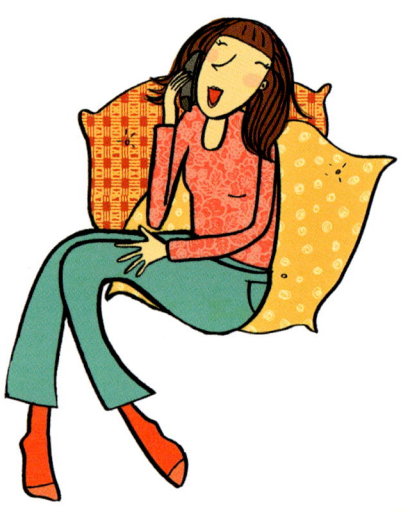

Knuddeln!

Lass dich mal in den Arm nehmen. Das gibt ein wohliges Gefühl. Das mochtest du doch als Kind auch so gern, stimmt's?

Ablenkung vom eigenen Ich!

Kino, eine spannende DVD oder eine Soap im Fernsehen können trübe Gedanken vertreiben. Eine Minute Lachen tut dem Körper so gut wie 50 Minuten Entspannungsübungen, wusstest du das?

Weg mit der Waage!

Ob du mit dir zufrieden bist, sollte nicht vom Zeiger deiner Waage abhängen. Also mach deine Stimmung nicht von deinen Pfunden abhängig. Denn was erfährt man, wenn man sich auf die Waage stellt? Klar, sein aktuelles Gewicht. Aber wusstest du, dass Schwankungen von ein bis zwei Kilo so normal sind wie Regen im Frühling? Warum? Das Körpergewicht verändert sich ständig ein bisschen. Wenn du deine Tage bekommst, wiegst du wieder ein bisschen mehr, weil im Körper mehr Wasser eingelagert wird. Wenn du viel Sport treibst, zeigt die Waage trotzdem nicht weniger an, denn Muskelmasse wiegt schwerer als Fett. Es spielt auch eine Rolle, ob das Essen schon »verstoffwechselt« ist – und das dauert oft viele Stunden – oder ob unsere Verdauung gut oder mal weniger gut funktioniert. Das alles kann logischerweise eine Waage nicht berücksichtigen. Kein Grund also, auszuflippen, weil die Waage heute ein Kilo mehr anzeigt als gestern.

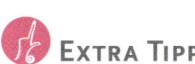 **EXTRA TIPP:**
FRUSTATTACKE!?!
Leg deine Lieblingsmusik auf! Am besten summst oder singst du mit. Denn Musik, mit der du etwas Schönes verbindest, wirkt sofort positiv auf deinen ganzen Körper. Deine Atmung wird ruhiger, deine Augen strahlen. Stresshormone haben keine Chance und können dich nicht runterziehen.

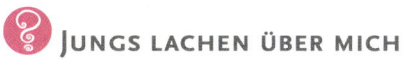 Eat yourself happy!
Wenn dir mal alles trist erscheint: Ananas macht fröhlich, zaubert Schwung und neue Energie! ❀ ❀ ❀

JUNGS LACHEN ÜBER MICH!
»Weil ich dick bin, machen sich Jungs über mich lustig.«
Jungs sind mitunter gefühllose Trampel. Sie wollen sich in der Gruppe beweisen und richtig cool rüberkommen. Wenn die anderen Kumpels lachen, dann ist das für sie die perfekte Bestätigung. Nimm solche dummen Sprüche einfach nicht ernst. Auch wenn es dir schwerfällt, lass auf jeden Fall nicht erkennen, wie betroffen du bist. Tränen liefern Jungs leider noch mehr Stoff, sich lustig zu machen.

ZEIG ES IHNEN!
Doch es sind ja nicht nur Jungs, die Gemeines vom Stapel lassen. Auch Mädchen schaffen es, mit ihren Lästereien, Intrigen und verachtenden Blicken ihre Opfer in echte Verzweiflung zu stürzen. Aber so kannst du zukünftig den Lästerattacken der anderen entkommen.

➡ Bleib cool.
Wer selbstbewusst seine Meinung sagt, wird nicht so schnell zum Opfer.

→ Schau deinen Widersachern direkt in die Augen.
Sag ihnen ganz ruhig, dass sie damit sofort aufhören sollen. Zeig ihnen, dass du stärker bist als sie.

→ Spiel die Sache nicht runter.
Wenn nötig, hol dir Hilfe von Erwachsenen, zum Beispiel von älteren Geschwistern, Eltern oder einem Lehrer. Gemeinsam könnt ihr überlegen, was man gegen diese »Mobber« unternehmen kann.

→ Suche dir Unterstützung von Gleichaltrigen.
Suche dir neue Mädchen oder Jungs, die nicht zu irgendeiner Lästerclique gehören und kein vorgefertigtes Bild von dir haben. Sprich unter vier Augen mit ihnen und bring sie auf deine Seite.

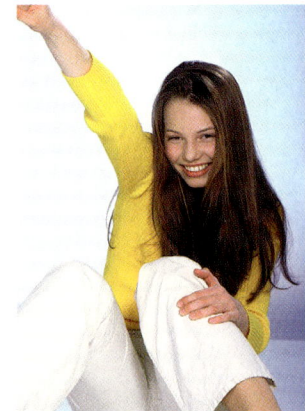

→ Suche dir Erfolge auf anderem Weg. Es baut seelisch total auf, wenn man zum Beispiel in der Theatergruppe der Schule anerkannt ist oder in einem Ehrenamt tätig wird.

→ Spiel den Lästerzicken mal einen kleinen, aber charmanten Streich.
Das wird sie zwar empören, aber dich in ihrer Hochachtung steigen lassen! Merke: Engel dürfen manchmal auch Bengel ein!

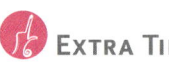 **EXTRA TIPP:**
FRECHHEIT SIEGT!
Gekonnt kontern, zum Beispiel so:
»Wenn mich deine Meinung interessieren würde, hätte ich dich gefragt!«
»Bei mir reicht ein Abnehm-Programm, aber bei dir hilft nur noch eine Gehirntransplantation.«
»Sag mal, hattest du einen Unfall oder warst du schon immer so blöd?«

TOLLE AUSSTRAHLUNG? KEINE FRAGE DES GEWICHTS!

Zum Glück gibt es immer mehr Frauen, die zu ihren Kurven stehen. In der Vergangenheit war es Marilyn Monroe, jetzt sind es Frauen wie Christiane Neubauer, deren Figur und Ausstrahlung als sexy gelten. Denn es ist einfach nicht wahr, dass ausschließlich superschlanke Frauen gut aussehen und begehrt sind. Im Gegenteil, Jungs haben Angst vor perfekten Supermädchen. Fragt man sie, kann man immer wieder feststellen, dass es ihnen auf mehr ankommt als auf die Figur. Auf eine gute Ausstrahlung, zum Beispiel. Und die hat wenig mit äußerer, sondern viel mit innerer Schönheit zu tun. Offenheit, Heiterkeit, Gelassenheit und Ausgeglichenheit, das macht sympathisch. Lächelst du oft, wirkst du auf andere attraktiv.

Es läuft immer aufs Gleiche raus: Findest du dich selbst gut, werden dich auch andere gut finden. Freundliches Selbstbewusstsein ist das uralte Geheimnis von einer guten Ausstrahlung.

Die sogenannten »inneren Werte« werden ja gerne belächelt, aber mal Hand aus Herz: Willst du mit jemandem befreundet sein, nur weil er super aussieht, aber blöd wie Stroh ist? Bestimmt nicht.

❀ ❀ ❀ Jungen mögen Mädchen, mit denen sie reden und lachen können! ❀ ❀ ❀

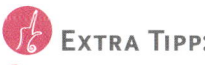 **EXTRA TIPP:**
STRAHLEFRAU!

Willst du schon morgens deine Freunde mit einer super Ausstrahlung überraschen? Hänge dir einen Zettel an den Spiegel, auf dem steht: »Ich bin super – das wird ein toller Tag!« Unglaublich, aber wahr, diese positive Info programmiert dein Gehirn auf »super«. Du wirst sehen, der Trick funktioniert: Du wirst von innen heraus strahlen.

WAS MACHT MICH FÜR JUNGS INTERESSANT?

»Mein Aussehen bringt's leider nicht. Wie kann ich es anstellen, damit sich Jungs für mich interessieren?«

Kannst du zuhören? Hast du Verständnis? Bist du tolerant? Hast du eine eigene Meinung? Hast du Humor? Diese Fragen solltest du mit Ja beantworten können. All das wirkt anziehend und sollte deine Persönlichkeit ausmachen. Kleine Anmerkung zu deinem Aussehen: Stell dich mal vor deinen Spiegel und gehe auf Entdeckungsreise. Sind es deine Augen? Dein Mund? Sind es deine langen Beine oder ist es dein Dekolleté? Jeder Mensch hat etwas besonders Schönes an sich. Etwas, das ihn von den anderen unterscheidet. Such dir für deine Entdeckungsreise einen Tag aus, an dem du gut gelaunt bist. Negative Gefühle vernebeln dir den Blick auf dich. Wenn du dich schlecht gelaunt im Spiegel betrachtest, wirst du immer etwas finden, was dir an dir nicht passt. Wenn du dich dagegen mit freundlichen Augen taxierst, wirst du objektiver sein. Die Liebe zu sich selbst umfasst auch den Körper. Dein Body ist keine fremde Hülle, dein Körper bist du! Gönn ihm deshalb auch hin und wieder ausgiebige Beauty-Stunden. Nimm Schaumbäder, creme ihn ein, tue ihm Gutes. Fühlst du dich wohl in deiner Haut, strahlst du das auch aus.

GIRLS IM BOYS-SCANNER!

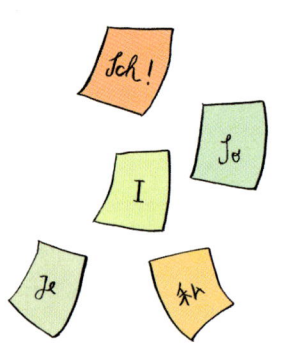

Es dauert nur Bruchteile von Sekunden und schon haben sich Jungs von Mädchen optisch ein Bild gemacht. Klar, dieses erste Scannen ist oberflächlich, aber es entscheidet tatsächlich, wie ein Junge auf ein Mädchen zugeht. Hier verraten wir dir, wie die Farben deiner Kleidung, deiner Haare und Augen von den Jungen aufgenommen werden:

Rot steht für Selbstbewusstsein. Die Farbe wird auch als sexy empfunden.

Grün wirkt vertrauenerweckend. Wer diese Farbe trägt, wird als kreativ und großzügig eingeschätzt.

Blau kann cool und distanziert rüberkommen. Man verbindet damit eine Person, die weiß, was sie will.

Lila versprüht eine geheimnisvolle Aura. Diese Farbe lässt Menschen aber auch leicht arrogant erscheinen.

Blonde Haare wirken auf Jungs oft sexy.

Schwarzhaarige Mädchen machen neugierig auf sich.

Braunhaarigen Girls traut man mehr Intelligenz zu als etwa Blondinen.

Rothaarige werden als besonders frech und rebellisch eingeschätzt.

Braune Augen: Je dunkler deine Augen sind, umso geheimnisvoller wirkst du auf Boys.

Blaue Augen: Babys haben blaue Augen. Darum wird diese Farbe als ehrlich und vertrauenswürdig empfunden.

Grüne Augen: Diese Augen faszinieren. Mädchen mit grünen Augen kommen temperamentvoll und aufregend rüber.

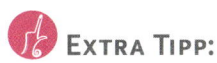

EXTRA TIPP:

Finger weg vom Alkohol! Du denkst, etwas Sekt oder ein Bier machen fröhlicher und damit lässt es sich leichter flirten? Irrtum. 81% aller Jungs finden nichts peinlicher als beschwipste Mädchen.

ANKOMMEN MIT KÖPFCHEN!

Brust raus, Bauch rein! Den Spruch hast du wahrscheinlich das letzte Mal von deiner Sportlehrerin gehört. Doch er stimmt. Eine leicht gebückte Haltung wirkt sich unvorteilhaft auf deine Gesamterscheinung aus. Und wer von unten nach oben guckt, wirkt unsicher, ob er es ist oder nicht. Eine aufrechte Haltung hingegen – Schultern zurück, durchgedrückter Rücken und gerade gehaltenes Kinn – lässt einen nicht nur selbstbewusst erscheinen. Das Beste: Wer so geht und steht, sieht automatisch einige Pfunde leichter aus.

SCHÖNHEITSIDEALE IM WANDEL DER ZEIT

Wir haben es im ersten Kapitel schon einmal angesprochen: Was Mann oder Frau schön findet, ist abhängig vom Zeitgeist. Jede Zeit hat ihre Ideale bzw. ihre Moden. Das zeigt sich in der Architektur genauso wie in der Musik, in der Mode wie in der Malerei. Der Zeitgeist wird natürlich auch von politischen und gesellschaftlichen Veränderungen geprägt. Ein gutes Beispiel hierfür ist die Frauenbewegung. Der Kampf der Frauen um mehr Gleichberechtigung brachte z. B. Coco Chanel auf die Idee, die Frauen von engen Korsagen und reich verzierten, bodenlangen Kleidern zu befreien, in denen man weder richtig atmen noch sich bequem bewegen konnte. Sie schnitt ihre Kleider unterhalb des Knies ab und trug statt Korsagen einen BH oder ein Hemdhöschen. Dazu ein kurzer Bob und viel Modeschmuck. Coco hatte zwar einen »skandalösen« Look geschaffen, aber Frauen konnten sich jetzt genauso frei und gut bewegen wie die Männer. Unterschiedliche Schönheitsideale galten aber nicht nur für die Kleidung, sondern auch für den Körper der Frau. Auf Bildern der alten Meister findet man alle möglichen Varianten: Von den zerbrechlichen, blassen Frauenfiguren der Gotik, die so schlank waren wie die damaligen Kirchenfenster, bis zu den nach unserem heutigen Geschmack stark übergewichtigen und sinnlichen Frauen des Barock. Noch heute sehen die Schönheitsideale ganz unterschiedlich aus. Eine Bauchtänzerin ohne Rundungen würde außerhalb Europas kaum Beachtung finden.

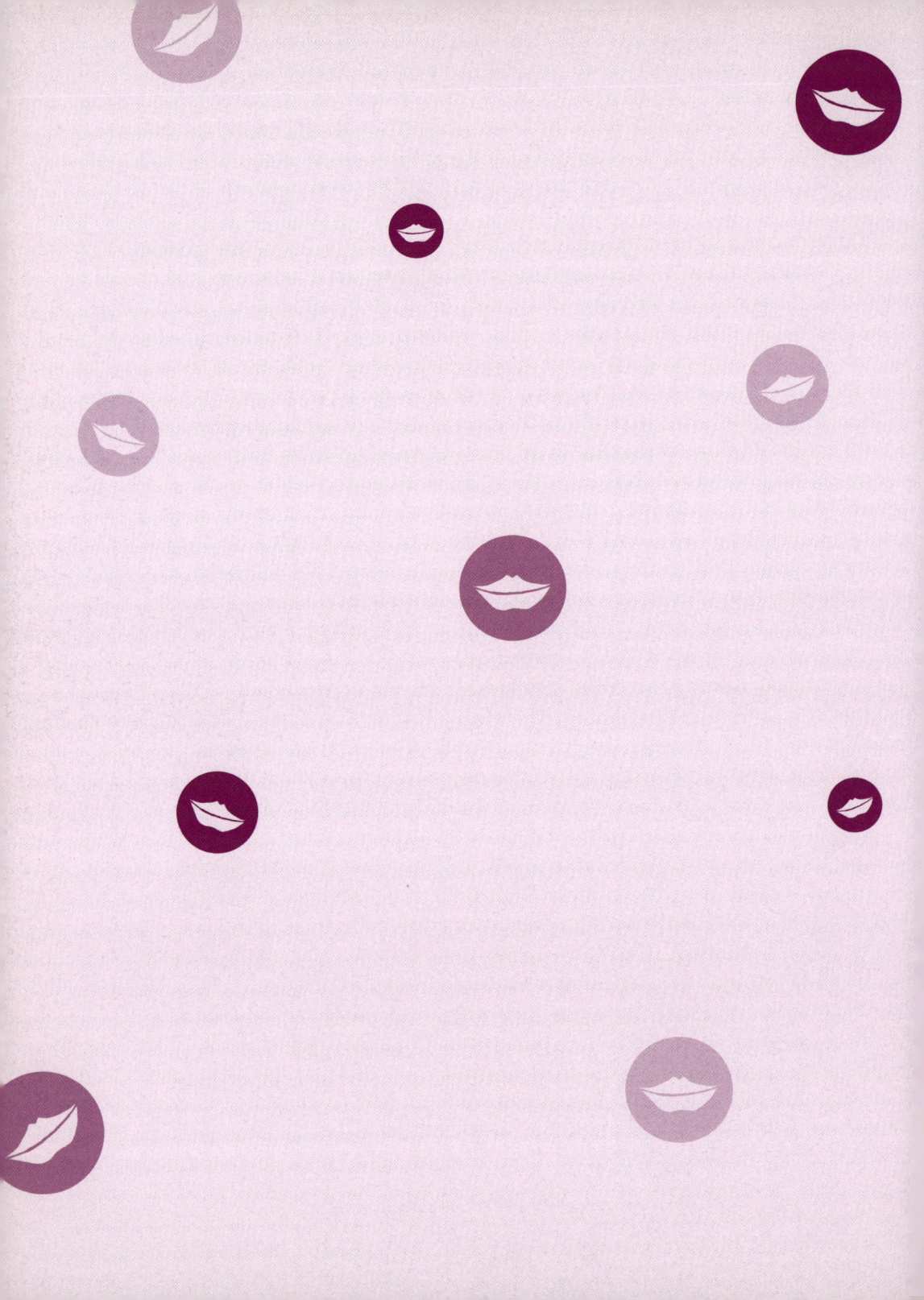

Kapitel 9

KURVENSTARS

KURVENSTARS

In diesem Kapitel zeigen wir dir, wie du deine rundliche Figur vorteilhaft verpacken kannst und mit welchem Make-up und welcher Frisur du dein Gesicht schmaler wirken lassen kannst. Dazu gibt es noch ultimative Pflege-Tipps und du erfährst, warum eine gute Ernährung schöne Haut und Haare macht. Los geht's mit raffinierten Modetricks, die dich schlanker schummeln, solange du noch ein paar Pfunde zu viel auf die Waage bringst!

... RICHTIG ANZIEHEN, BESSER AUSSEHEN!

Viele »gewichtige« Mädchen kaufen sich gerne ihre Kleider eine Nummer zu klein oder zu groß. Unter uns: Totaler Quatsch! Lies dir nachfolgende Styling-Regeln durch, dann weißt du, was dir steht. Denn trotz kleiner Röllchen kannst du dich trendy kleiden, dabei sogar ein bisschen modemutig sein und auch mal was Neues ausprobieren.

PFUNDSSTARKE TIPPS!

➡ Je heller das Outfit, umso voluminöser macht es. Sachen in gedeckten Farben hingegen lassen dich schlanker erscheinen. Ein Look in Schwarz ist ohnehin der absolute Schlankmacher. Kombinierst du dunkle Kleidungsstücke mit bunten Accessoires, erscheinen deine Klamotten weder trist noch langweilig, sondern richtig trendy.

➡ Gut sind auch weich fallende Stoffe, die nicht auftragen. Generell solltest du zu schlichten Schnitten greifen, die optisch strecken.

➡ Achte auf eine lockere Taille, aber versuche nicht, deine Pfunde unter überweiter Zeltkleidung zu verbergen. Wickelkleider sind geschickt, weil sie sich der Figur anpassen lassen.

➡ Zu weit geschnittene Oberteile lassen einen schnell kastig erscheinen. Taillierte Blusen, Jacken oder Mäntel formen schöne Proportionen und geben einem starken Oberkörper Kontur.

➡ Kurze Blousons tragen ungünstig auf. Mit einem trendigen Blazer, der optisch die Figur streckt, sind mollige Mädchen immer klasse gestylt.

➡ Für Kleid wie Top gilt: Spaghetti-Träger sind meist ungünstig, da sie kräftige Oberarme und Schultern unnötig betonen. Kurze Arme oder Krempelärmel sind in jedem Fall vorteilhafter.

➡ Wer starke Beine hat, versucht sie oft in locker sitzende Hosen zu stecken. Doch zu viel Stoff lässt meist nicht nur die Beine voluminös erscheinen, sondern die ganze Figur wirkt plump. Am besten wählst du eine Hose mit einem geraden Schnitt und weniger weiten Beinen. Sie schmeichelt kräftigen Oberschenkeln. Gut sind auch Bügelfalten, weil sie das Bein optisch teilen und so schlanker machen. Deine Hose darf übrigens gerne bis zur Ferse reichen.

➡ Ballerinas und flache Turnschuhe lassen einen schnell gedrungen und die Beine dicker wirken. Besser sind Schuhe mit kleinen Absätzen, sie wirken streckend. Ungünstig auch: hochgekrempelte Hosenbeine. Sie verkürzen das Bein optisch. Deine Beine könnten ohnehin länger sein? Dann sollte deine Hose unten nicht zu weit werden. Ausnahme: kräftige Waden! Mit leicht ausgestellten Hosenbeinen lassen sie sich überspielen. Super sind auch Stiefel, die deine Waden prima kaschieren, wenn du einen Rock trägst.

➡ Wie bei Hosen ist auch bei Röcken ein engerer Schnitt vorteilhafter. Faltenröcke solltest du ohnehin meiden.

➡ Du kannst auch einen Minirock wagen, wenn du ihn in einem dunklen Farbton wählst, dazu ein hüftlanges Oberteil und Strümpfe Ton in Ton und dunkle Schuhe trägst. Das alles wirkt streckend. Und: Dunkle Strümpfe machen ohnehin schlankere Beine.

➡ Vorsicht vor Stretch und engem Strick. Solche Stoffe offenbaren jedes überschüssige Pfund, betonen die falschen Stellen und lassen dich kurvenreicher aussehen, als du bist. Klar kannst du auch mal ein engeres Kleid oder Top tragen. Ziehe dann einfach einen Blazer, eine längere Weste oder Jeansjacke über.

➡ Ringel und Querstreifen machen dick, ebenso wie große, auffällige Muster, die genauso auftragen. Längsstreifen oder Outfits mit gedeckten Mustern mogeln dagegen manche Rundung weg.

➡ Ein Bäuchlein als Problemzone gibt's auch nicht, wenn eine Tunika oder ein länger geschnittenes Shirt deine Mitte locker umspielt. Wie wär's mit Body-Forming-Slips, die es mittlerweile in den tollsten Formen und Farben gibt? Dank ihrer elastischen Spezialverstärkung lassen sie nicht nur Fettpölsterchen am Bauch, sondern auch an den Hüften und am Po verschwinden.

 Wer einen runden Po hat, sollte Hosen mit Gesäßtaschen tragen. Das gibt Kontur, eine schlankere Form und »hebt« den Po gleichzeitig optisch etwas an.

 Mal ehrlich: Hosen, die auf der Hüfte klemmen und knapp über dem Slip enden, sehen nur bei schlanken Girls wirklich toll aus. Sind deine Hüften breiter, brauchst du so was nicht. Hüftröllchen bleiben viel eher unsichtbar, wenn der Hosenbund oberhalb des Bauchnabels endet und in der Taille sitzt.

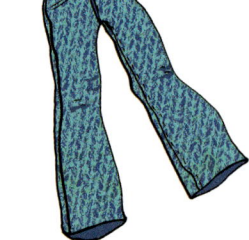

ZU DICK FÜR BOUTIQUEMODE?

»Weil ich mollig bin, wurde ich neulich in einer Boutique nicht bedient. Die Verkäuferin sagte, dass es in meiner Größe sowieso nichts gibt.«

Das nächste Mal lässt du dich nicht mehr abwimmeln! Obwohl viele Modedesigner nur bis Größe 40 schneidern, sind immer wieder Stücke dabei, die aufgrund ihres Schnittes oder Materials auch bei üppigen Formen richtig gut aussehen. Darum beim Shopping immer auch mal in Trendboutiquen reingucken.

RUNDUM COOL IN JEANS!

Auch hier gilt: Wer schlanker wirken will, setzt auf mittlere bis dunkle Töne. Helle Jeanswaschungen machen mollig, dunkle strecken.

Modische Ausbleichungen sollte deine Denim nur an den Knien und den Schienbeinen haben, das bringt optisch Länge. Aber bitte nicht am Po, dort wirken diese hellen Flecken verbreiternd.

Vorteilhaft sind Jeans mit einem niedrigen Stretchanteil. Sie egalisieren Kurven und sitzen an Taille und Hüften perfekt. Die Jeans sollte aber an den Oberschenkeln locker geschnitten sein. Ideal sind auch doppelte Innennähte, die das Bein optisch zusätzlich strecken.

Wer durch eine überlange Jeans etwas Größe dazumogeln will, dem sei gesagt: Nur Schuhe mit höheren Absätzen addieren ein paar Zentimeter dazu. Sind deine Schuhe flach und schleift die Jeans auf dem Boden, lässt dich das eher kleiner wirken und betont vor allem deine Kurven.

Reicht die Jeans bis kurz über den Boden, ist das perfekt!

Hände weg von Jeans mit Applikationen wie Stickereien, Glitter-Prints, Nieten etc. Für Girls mit Rundungen sind sie zu verspielt und tragen unschön auf.

Wenn dein Po sehr mollig ist, wähle eine Jeans mit spitz zulaufenden Gesäßtaschen.

Sehr ungünstig sind extrem hoch geschnittene Taillenjeans. Sie verleihen ihren Trägerinnen eine »Sanduhrproportion« und rücken deine Rundung erst recht ins Blickfeld.

Bermudas oder Capri-Jeans, die knapp bis über das Knie reichen, können auch von Girls mit kräftigen Oberschenkeln gut getragen werden. Im Mix mit Absatzschuhen machen sie optisch lange Beine und zeigen viel von den schönen Unterschenkeln.

❀ ❀ ❀ Schmücke deine Ohren!

Wenn du Creolen oder andere große Ohrringe trägst, wirkst du nicht nur älter, du lenkst die Blicke raffiniert auf dein Gesicht! ❀ ❀ ❀

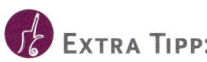 **Extra Tipp:**

Spieglein, Spieglein an der Wand...

Viele Modeshops stellen Spiegel auf, die eine optimale Figur vortäuschen. Die Folge: Erst zu Hause fällt einem auf, dass das neue Outfit doch gar nicht so schlank macht. Lieber eine Freundin zum Einkaufsbummel mitnehmen.

Style dir ein Traumdekolleté!

Gerade bei üppigeren Formen kannst du es dir leisten, oben Haut zu zeigen. Mit einem Hingucker-Dekolleté lenkst du spielend von den weniger attraktiven Rundungen weiter unten ab. Vorteilhaft sind figurumfließende Tops mit ovalem oder V-Ausschnitt. Achte auf hochwertige Materialien und Brustabnäher, damit deine Kleidung optimal sitzt. Aber was gar nicht geht, sind zu kurze Oberteile, Ripprollis, Rüschen und Volants.

Ketten dagegen verlängern den Ausschnitt und wirken verführerisch. Wenn du abends ausgehst, ist ein Hauch Glitzerpuder auf dem Dekolleté super! Es zaubert einen absolut verführerischen Schimmer auf die Haut. Dann darf auch mal die Spitze oder Schnürung einer Korsage rausblitzen.

Beim Anprobieren solltest du auch Folgendes beachten:

DER RICHTIGE BH IST DAS A UND O:

Bei einem großen Busen – ab Größe 80 C – brauchst du einen BH, der die Brust stützt, am besten einen Bügel-BH.

Wusstest du, dass die meisten Mädchen mit großer Oberweite einen zu kleinen BH tragen? Warum? Weil sie ihre genaue BH-Größe nicht kennen! Damit dir das nicht passieren kann, hier eine kleine Anleitung zum Messen und Ermitteln deiner Maße:

Du nimmst ein Zentimeterband und legst es unterhalb deiner Brüste waagerecht um den Körper. Auf diese Weise erhältst du deinen Unterbrustumfang, den Wert »75«, »80«, »85« usw. Anschließend führst du das Maßband über die stärkste Stelle der Brust und erhältst deinen Brustumfang. Mit dieser Zentimeterangabe kann dir die Verkäuferin deine Körbchengröße sagen, zum Beispiel »Cup B« oder »Cup C« etc. Je größer dein Busen ist, desto höher geht's im Alphabet. Eine Handvoll Busen wird B brauchen, ein größerer Busen C und so weiter. Jetzt hast du die nötigen Angaben parat und kannst dich zum BH-Kauf aufmachen.

→ Damit die BH-Bügel nicht einschneiden, sollen sie auf dem Oberkörper sitzen – und nicht direkt unter der Brust.

→ Für große Oberweiten sind breite BH-Träger nötig. Zu schmale schneiden ein.

→ Achte auf einen hohen Körbchenschnitt, damit nichts »rausquellen« kann.

→ Wenn du dir einen BH mit Außenträgern kaufst, achte darauf, dass der BH gepolsterte Schalen hat, damit dein Busen optimal gestützt wird.

→ Gehe in einen Dessousladen mit modischer Wäsche und nicht in einen Wäscheshop mit älteren Verkäuferinnen. Sie empfehlen gern »Rüstungen« statt Unterwäsche.

Willst du deine Oberweite optisch kleiner mogeln, frag nach einem Minimizer-BH.

❀ ❀ ❀ Kopf hoch!
Jedes Outfit ist nur so gut wie das Selbstbewusstsein seiner Trägerin. ❀ ❀ ❀

↻ ROTE STREIFEN AM BUSEN! GEHEN DIE WEG?
»Meine Freundinnen haben das nicht, nur ich habe rote Streifen am Busen. Verschwinden die wieder?«
Diese kleinen Risse im Gewebe haben viele Mädchen mit großer Ober-

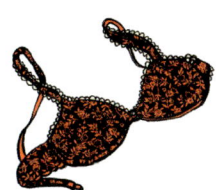 weite. Gute Nachricht: So rot bleiben sie nicht. Die Streifen verblassen irgendwann und sind dann nur noch als dünne, weiße Streifen zu sehen. Stärke deinen Busen mit Wechselduschen und massiere regelmäßig ein mildes Öl oder eine Bodylotion auf Brust und Dekolleté. Wichtig: Trage immer einen BH – auch beim Sport.

... DIE TOLLSTEN TIPPS FÜRS SCHÖNSEIN

TOP FÜR SCHULE UND JOB!
Natürlich willst du hübsch aussehen. Schließlich willst du bemerkt werden. Aber denke beim Schminken auch an die Lehrer oder deinen Chef. Total gestylt macht hier meist keinen so guten Eindruck. Wenn du nur leicht in den Farbtopf greifst und nicht zu viel Make-up auflegst, wirkt das für Schule und Job einfach passender:

TEINT
Besonders schnell und praktisch für jeden Tag ist eine getönte Tagescreme. Deine Haut erhält Pflege und einen leichten Abdeckeffekt in einem. Außerdem lässt sich diese Creme sehr schnell auftragen, was ideal ist, wenn du morgens nicht immer so pünktlich aus dem Bett kommst. Hast du Hautunreinheiten, gehst du hinterher fix mit einem Pickel-Abdeckstift drüber. Wenn du fettige Haut und Pickel hast, besorge dir spezielle Pflege- und Beautyprodukte für unreine Haut. Wer Augenschatten hat, kann sie mit einem Concealer (Abdeckstift oder –creme), der einen Tick heller ist als die Haut, wegmogeln. Danach verteilst du mit der Puderquaste oder einem

147

Puderpinsel losen Puder über die T-Zone (Stirn, Nase und Kinn). Das macht deinen Teint matt und samtig.

AUGEN

Tagsüber solltest du beim Lidschatten nur helle, weiche Farben verwenden, wie helles Beige oder leichtes Braun, zartes Blau oder Rosa. Sie machen deine Augen groß und hell. Braune Wimperntusche kommt dezenter als schwarze!

LIPPEN

Verführerisch rot bemalte Lippen haben in Job und Schule nichts zu suchen. Aber ein wenig Farbe kann nicht schaden. Softes Rosa, warme Pfirsich-

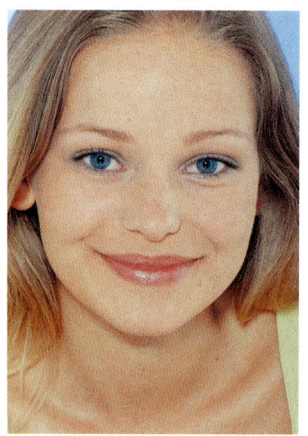

oder Brauntöne sind tolle Lippenfarben. Besser als Lippenstifte sind meist Glosse oder zart gefärbte Pflegestifte, die viel Pflege und einen Hauch Farbe geben.

HAARE

Tagsüber sollte deine Frisur natürlich sein. Trägst du das Haar offen, kannst du es mit dekorativen, aber nicht zu auffälligen Spangen bändigen. Super sind auch Haarreifen, mit denen du die Haare ganz einfach in den Griff bekommst. Ein wenig Gel oder ein Hauch Haarspray – das reicht doch schon!

PARTY-TIME!

Jetzt kannst du dich nicht nur auf der Tanzfläche, sondern auch beim Make-up ein bisschen austoben und mal Farben wagen, die tagsüber zu knallig sind.

GRUNDIERUNG

Am besten nimmst du ein Make-up, das für seine lange Haltbarkeit wirbt, dann hält der »Party-Teint« auch durch.

LIDSCHATTEN

Pink, Blau, Grün, Lila – was immer du magst, was immer dir am besten steht, ist jetzt erlaubt. Echt partymäßig werden deine Augen, wenn du sie durch einen schwarzen Lidstrich betonst. Du kannst dafür einen Lidschattenpinsel und schwarzen Lidpuder nehmen. Auch mit Kajal oder einem flüssigen Lidstrich (hält am längsten!) kannst du einen dünnen Strich entlang des oberen Wimpernansatzes ziehen und dann auch noch einen dunklen Strich unter die Augen legen. Nun dürfen auch Wimpern dick getuscht werden.

LIPPEN

Suche dir unbedingt eine Lippenstiftfarbe aus, die mit deinem Lidschatten harmoniert. Trick: Gloss mit Glitzereffekt reflektiert das Licht tausendfach. Perfekt wird die Lippenmalerei, wenn du deinen Mund zuerst mit einem farblich abgestimmten Lipliner umrandest.

HAARE

Süß geflochtene Zöpfe, ein Pferdeschwanz oder eine hochgesteckte Frisur, so was passt fürs Ausgehen super. Du magst lieber offene Haare? Ein paar glitzernde Haarspangen halten sie dekorativ fest.

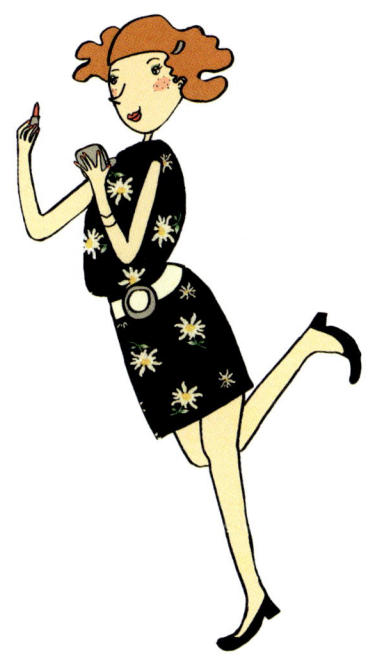

❀ ❀ ❀ Schöne Anmache!
Wenn du dich schick zurechtgemacht hast, fühlst du dich meist auch besser. Flirten macht dann gleich viel mehr Spaß! ❀ ❀ ❀

DAS LÄSST FÜLLIGE GESICHTER SCHMALER ERSCHEINEN

Tricky Rouge: Mit Rouge an der richtigen Stelle kannst du dein Gesicht optisch schmaler erscheinen lassen. Es wirkt dann wie ein künstlicher Schatten, der dir raffiniert Kontur ins Gesicht zaubert. Für das Modellieren ist Puderrouge am besten geeignet, weil es sich hauchzart auftragen lässt. Wenn du die Haut vorher mit Gesichtspuder mattierst, lässt sich das Rouge anschließend streifenfrei und hauchfein auftragen. Vorsicht: Auf eingecremter Haut kann Rouge leicht fleckig werden. Mit einem Rougepinsel nimmst du etwas Rouge auf, streichst aber nicht gleich über die Wangen, sondern pustest erst sanft über die Pinselspitze. So bleibt genau die richtige Menge Rouge übrig. Am besten verwendest du ein mattes Rouge in Braun-Rosé. Das wirkt schön natürlich. Glanzrouge solltest du meiden. Es betont Rundungen noch und das braucht dein Gesicht nicht. Beim Auftragen betonst du nicht so sehr die Wangenknochen wie beim Frische-Rouge, sondern du setzt das Rouge am Ohr an und ziehst es bis zum Mundwinkel. Dabei »saugst« du die Wangen leicht nach innen zwischen die Backenzähne ein und malst die dabei entstehende Vertiefung mit dem Rouge aus. Ein leichtes Doppelkinn oder ein breiter Unterkiefer lassen sich kaschieren, wenn du die Partie mit Rouge etwas abdunkelst. Eine breite Stirn kannst du optisch schmaler schminken, wenn du sie seitlich im Bereich der Schläfen und oberhalb mit Rouge schattierst. Ein Hauch Rouge direkt unter den Brauen verteilt lässt deine Augen größer und strahlender wirken. Hast du mal zu viel Rouge erwischt, gehe einfach noch mal mit Gesichtspuder über die Farbe und der Rougeton wird abgeschwächt.

Coole Lippenschminke: Bei runder Gesichtsform solltest du dir keine zu ge-

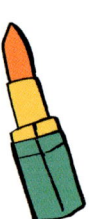

schwungenen Lippen malen, sondern den Mund lieber in einer klaren Linie nachziehen. Einen kleinen Mund oder schmale Lippen kannst du mit einem hellen Gloss betonen, das lässt sie gleich viel voller rüberkommen. Einen großen Mund oder sehr volle Lippen färbst du mit mattem, dunklerem Lippenstift. Das verschmälert die Lippen optisch und lässt sie weniger dick wirken.

Raffinierter Brauenschwung: Wusstest du, dass du mit richtig gestylten Brauen sogar deine Gesichtsform verändern kannst? Ein rundes Gesicht wirkt schmaler, wenn du das Brauenende in Richtung obere Ohrspitze ziehst. Betonte Brauen unterbrechen geschickt ein flächiges Gesicht. Helle Brauen solltest du deshalb mit einem Augenbrauenstift etwas dunkler färben. Aber: Haarfarbe und Brauenfarbe müssen sich ähnlich sein! Bist du blond, ist ein schwarzer Augenbrauenstift also nicht das Richtige für dich.

Perfekte Augenmalerei: Sehr runde Augen unterstreichen noch eine runde Gesichtsform. Sie wirken mandelförmiger, wenn du den Lidschatten nur auf dem äußeren Drittel des Lides aufträgst. Du kannst am oberen Wimpernkranz einen Lidstrich ziehen. Lass ihn im Innenwinkel schmal beginnen und zum äußeren Augenwinkel hin breiter werden. Das streckt das Auge zusätzlich. Mehrmals die oberen Wimpern tuschen.

Kleine Augen solltest du etwas hervorheben. Heller Lidschatten, den du bis zu den Brauen auftragen kannst, ist da ideal. Die Lidfalte und die äußeren Augenwinkel betonst du mit einem etwas dunkleren Ton. Bevor du die Wimpern tuschst, biegst du sie mit der Wimpernzange nach oben. Dadurch wirken deine Augen ebenfalls noch größer. Dann trägst du oben und unten Mascara auf. Bei Schlupflidern sollte ein dunkler Lidschatten dort aufgetragen werden, wo die Haut am stärksten hervortritt. Wenn du das Lid mit hellem Lidschatten grundierst, lässt er sich schön gleichmäßig verteilen. Fürs Ausgehen kannst du zusätzlich mit einem flüssigen Eyeliner (Kajal verschmiert leicht!) eine Linie ziehen und den Strich nach außen breiter werden lassen. Ganz viel Mascara macht deine Augen ausdrucksstärker.

Der Nase nach: Möchtest du, dass deine breite Nase etwas schmaler wirkt, dann schattierst du beide Nasenseiten mit dunklerem Make-up, und zwar schon ab Augenhöhe. Eine fingerbreite Partie unter dem Nasenrücken lässt du frei. Die Ränder gut absoften und mit transparentem Gesichtspuder darübergehen. Hast du eine Stupsnase, die leicht nach oben zeigt, tupfe ein wenig dunkleres Make-up auf den höchsten Punkt der Nasenspitze.

Ideale Haarschnitte: Mit einer angestuften Kontur und fedrigen Fransen, die das Gesicht umspielen, lassen sich Pausbäckchen oder ein Doppelkinn hübsch kaschieren. Willst du das Kinn kaschieren, sollten die Stufen erst unterm Kinn enden. Tipp: Beim Haaretrocknen die Fransen ins Gesicht föhnen!

Super sind auch Strähnchen. Sie schaffen senkrechte Linien und lassen dein Gesicht schmaler erscheinen.

Lange Haare lassen dein Gesicht ebenfalls schmaler wirken. Sie müssen aber mindestens schulterlang sein. Ideal sind Schnitte, bei denen die Haare ab der Kinnpartie fedrig geschnitten sind.

Toupieren ist wieder in. Das trifft sich gut. Denn Frisuren, die im Wirbelbereich antoupiert sind, verlängern das Gesicht. Ebenso Hochsteckfrisuren, die auch noch auf ganz raffinierte Weise vom Body ablenken.

Tabu ist alles, was das Gesicht noch runder macht! Dazu gehören kinnlange Bobs und lockige Wuschelköpfe. Sie schenken jedem Gesicht viel Volumen und das braucht ein rundes Gesicht nicht! Auch Ponys können beim runden Gesicht unvorteilhaft sein, weil sie es optisch breiter wirken lassen. Je gerader und kürzer der Pony, desto breiter macht er das Gesicht. Streckend hingegen wirkt ein dünner Pony, der in einem umgekehrten »V« geschnitten ist.

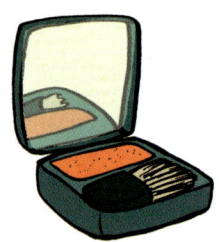

BLICKFANG MIT BRILLE!

Ecke ruhig mal an: Ein weiches, rundes Gesicht braucht ein Brillen-Gegengewicht. Ideal ist darum ein eckiges Gestell. Runde Brillenformen lassen dein Gesicht unnötig runder und kürzer aussehen.

SCHÖNHEIT KANNST DU ESSEN

VITAMIN-POWER!

Wer sich gesund ernährt, der versorgt seinen Körper mit allen Nähr- und Mineralstoffen, Vitaminen und Ballaststoffen, die er benötigt. Das konntest du ja schon in diesem Buch lesen. Darum kannst du dir sicher vorstellen, dass Mädchen, die viel frisches Obst und Gemüse essen, auch eine schönere Haut und stabilere Fingernägel haben. Folgende Vitamine sind wahre Beauty-Wunder:

- **Vitamin A**, das in Spinat, Brokkoli, Milchprodukten und Fisch enthalten ist, bringt den Stoffwechsel der Hautzellen in Schwung und wirkt der Verhornung der Haut entgegen.
- **Vitamin C**, das Obst und Gemüse liefern, unterstützt die Elastizität der Haut. Also greif häufiger zu Paprika, eine der besten Vitamin-C-Quellen überhaupt.
- **Vitamin E** ist das Supervitamin für die Haut und sorgt für einen schönen Teint. Es steckt in Eiern, Spinat, Hafer, Haselnüssen, Vollkorn, Soja, Weizenkeimöl und grünem Gemüse.
- **Vitamin H** (Biotin) trägt enorm zu einem schönen Haut- und Haarbild und zu festen Nägeln bei. Es wird von Getreide, Kartoffeln, Eiern, Soja, Hefe, Tomaten, Kohlsorten, Naturreis, Nüssen, Milchprodukten und grünem Blattgemüse geliefert.
- **Vitamin B** ist besonders wichtig für die Hautregeneration und den Stoffwechsel. Der Hit für zarte Haut steckt u. a. in Haferflocken und Aprikosen (egal ob frisch oder getrocknet).

DIE WICHTIGSTEN ESSENSSCHÖNMACHER:

- Der in **Ananas** enthaltene Wirkstoff Bromelin löst Verhärtungen im Bindegewebe und wirkt dazu noch Cellulite entgegen.

➡ **Erdbeeren** sorgen dafür, dass dein Körper jeden Tag die Menge Vitamin C bekommt, die er zum Aufbau der kollagenen Fasern im Bindegewebe braucht. Tipp: Während der Erdbeerzeit jeden Tag eine Handvoll Erdbeeren essen. Damit straffst du dein Bindegewebe.

➡ **Möhren** mit ihrem hohen Betacarotin-Gehalt sind der Schutzengel für die Haut. Es wird im Körper zum Schönheitsvitamin A umgewandelt. Es hält die Haut weich und kurbelt die Selbstheilung nach dem Sonnenbad an. Wer viel karotinhaltige Lebensmittel isst (dazu gehören auch Kürbisse, Spinat, Melonen), wird feststellen: Die Haut bräunt langsamer, entwickelt aber einen natürlichen Kupferton, der lange hält. Tipp: Karotinreiches Gemüse mit mindestens einem Tropfen Pflanzenöl zubereiten, sonst kann dein Körper das fettlösliche Vitamin A nicht aufnehmen.

➡ Ob wir eine glatte Haut besitzen, hängt vor allem vom Zustand der Epidermis, der äußersten Hautschicht, ab. Deren wichtigster Baustein ist Eiweiß. Weil sich dieser Schönheitsrohstoff über Cremes nur schwer in die Epidermiszellen einschleusen lässt, ist eine eiweißreiche Ernährung umso wichtiger. Das »Beauty-Eiweiß« steckt vor allem in **Hülsenfrüchten**, in **Sojaprodukten**, **Eiern**, **Zwiebeln**, **Fisch**, **Fleisch**, **Geflügel** und ganz speziell in **Bohnen**. Damit es optimal funktionieren kann, braucht es Vitamin C als Verbündeten. Deshalb achte darauf, dass du deine tägliche Dosis (grüne Karten deines »Iss dich schön«-Kartenspiels) an Obst, Salat und Rohkost verbrauchst!

➡ **Tomaten** enthalten neben Vitamin C auch Vitamin E und Betacarotin und das macht sie selbst in Tomatensuppe und Tomatensaft zum perfekten »Hautschutzgemüse«.

➡ **Äpfel** sind die Beauty-Allrounder überhaupt. Zwar halten sie bei keinem speziellen Inhaltsstoff einen Rekord, doch dafür liefern sie ein Bündel von mehr als 30 Mineralstoffen und Spurenelementen, dazu wichtige Vitamine.

➡ **Salat** besteht zu etwa 90 % aus Wasser und wirkt deswegen wie eine Frischedusche für die Hautzellen. Tipp: Iss Salat aus dem eigenen Garten oder kaufe Bio-Produkte, da stecken nämlich deutlich mehr gesunde Stoffe drin.

➡ **Kräuter** wie Basilikum, Petersilie, Salbei oder Thymian enthalten viele wertvolle Bio-Stoffe, ihre ätherischen Öle wirken entzündungshemmend und klären das Hautbild.

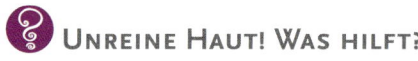 UNREINE HAUT! WAS HILFT?

»Ich habe gehört, dass viel Obst und Gemüse auch bei Pickeln helfen. Stimmt das?!«

Ja, viel Obst, Gemüse und frische Salate versorgen deinen Körper nicht nur mit Vitaminen. Sie wirken auch entschlackend, was die Haut rein hält. Du solltest außerdem mehr Fisch als Fleisch essen und viel trinken, täglich mindestens zwei Liter. Aber keine Softdrinks, sondern stilles Wasser oder Kräutertees. Achte mal darauf, ob sich deine Pickel verstärken, wenn du Milch trinkst. Wenn ja, dann probiere es mit Sojamilch. Außerdem: Finger weg von Zigaretten! Durch Nikotin verstopfen deine Poren schneller. Isst du schon morgens Vollkornprodukte, sorgen die darin enthaltenen Ballaststoffe für eine gute Darmflora und damit zugleich für eine reine, schöne Haut.

EXTRA TIPP:

Jede Verarbeitung von Obst und Gemüse verringert den Vitamingehalt. Iss deshalb Obst und Gemüse so oft wie möglich roh und sofort nach dem Aufschneiden. Wähle außerdem Obst und Gemüse entsprechend der Jahreszeit, dann ist der Vitamingehalt am höchsten. Exotische Obstarten werden oft unreif geerntet und haben weniger Vitamine.

❀ ❀ ❀ Wer **fünfmal am Tag zu Obst und Gemüse** greift, verwöhnt seinen Body mit Kraft und Beauty und sein Gehirn mit Vitalität. ❀ ❀ ❀

RUNDUM TOP: BODY-PFLEGE

ALLES FRISCH!

Mollige Mädchen kommen schneller ins Schwitzen und nichts riecht unappetitlicher als Schweiß. Wenn du dich den ganzen Tag frisch und gepflegt fühlen willst, dann dusch dich morgens. Erst warm und zum Schluss kalt. Das kostet zwar Überwindung, fördert aber deine Durchblutung und strafft die Haut. Hinterher trägst du ein Deo auf. Solltest du mal keine Zeit zum Duschen haben, dann ist zumindest eine Katzenwäsche angesagt. Dafür mit dem Waschlappen und Seife über die Achseln streifen.

Deos stoppen die Geruchsentwicklung. Wenn du aber sehr stark schwitzt, dann solltest du einmal ein Antitranspirant ausprobieren. Die darin enthaltenen Aluminiumsalze verengen die Drüsenausgänge und bremsen so den Schweißfluss. Aluminiumsalze können die Haut reizen. Wer empfindlich ist, sollte sich nach einem Antitranspirant umsehen, das zusätzlich noch pflegende Substanzen wie Bartflechte, Nelkenblüten oder Salbeiblatt beinhaltet. Achselhärchen bieten Bakterien eine gute Angriffsfläche und man fängt schneller an zu müffeln. Darum: Weg mit dem »Urwald« unter den Armen. Wenn dir bei Stress der Schweiß nicht nur von der Stirn rinnt, sondern auch von den Handflächen, kannst du das Problem mit einem Deokristall lösen. Den Kristall anfeuchten und mehrmals am Tag über deine Handflächen reiben. Das hemmt die Schweißbildung.

Du ziehst deine Schuhe aus und alle rümpfen die Nase? Besorg dir ein Fußdeo, dann müffelt nichts mehr.

Willst du, dass man dich zum Knutschen findet? Zähneputzen ist unverzichtbar. Mundwasser, grüner Tee, Petersilie und Pfefferminzkaugummis sorgen außerdem dafür, dass man dich gut riechen kann. Ein kleiner Trick behebt zudem schlechten Atem: Täglich einen Becher Naturjoghurt essen. Die darin enthaltenen Joghurtkulturen setzen die Bakterien außer Gefecht, die für Mundgeruch verantwortlich sind.

TEST: WELCHER DUFT PASST ZU DIR?

Willst du wissen, welches Parfüm dir steht, dann wähle spontan fünf der hier abgebildeten Blumen- und Obstsorten aus. Das Zeichen, das du am häufigsten gewählt hast, verrät dir, welcher Dufttyp du bist:

☐ Orangenblüte ✿
☐ Heliotrop ✴
☑ Birne ●
☑ Maiglöckchen ✴
☐ Freesie ✿
☐ Melone ●
☑ Iris ✴
☑ Vanilleblüte ✿
☐ Apfel ●
☐ Schwarze Johannisbeere ✴
☑ Jasmin ✿

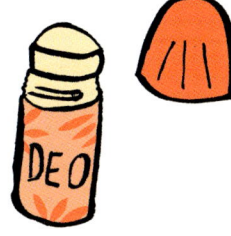

155

☐ Veilchen ✳

☐ Bergamotte ●

☐ Lilie ❁

ERGEBNISSE

Du hast hauptsächlich das Symbol **Stern** gewählt:
Du bist neugierig und aufgeschlossen. Zu dir passen trendige, verführerische Düfte.

Du hast hauptsächlich das Symbol **Blume** gewählt:
Du bist verträumt und umgibst dich gern mit schönen Dingen.
Zu dir passen romantische und blumige Düfte, die wie eine Sommerblumenwiese riechen.

Du hast hauptsächlich das Symbol **Ball** gewählt:
Du bist abenteuerlustig und ein umkomplizierter Kumpeltyp.
Zu dir passen sportlich-spritzige und unaufdringliche Düfte, die nach leckeren Früchten oder einer frischen Meeresbrise riechen.

HAUT ZUM STREICHELN!

Nach dem Duschen ist Eincremen sehr wichtig, um die Haut vor dem Austrocknen zu schützen. Noch mehr Streicheleinheiten erhält dein Körper mit einem Bodypeeling. Auf den ganzen Körper aufgetragen und gut einmassiert, löst es abgestorbene Hautschüppchen und macht deine Haut streichelzart. Mit einem Peeling-Handschuh erzielst du den gleichen Effekt und stärkst durch das Massieren nebenbei noch dein Bindegewebe.
Lust, dein Peeling selbst herzustellen? Mit einer **Rubbelpackung** aus einem Esslöffel Milch, einer Handvoll grobkörnigem Meersalz und einem Klecks Bodylotion polierst du deinen Body im Handumdrehen auf Hochglanz. Oder wie wäre es mit einem supererfrischenden **Ananas-Peeling**? Dafür brauchst du: eine halbe Tasse frische Ananas, eine halbe Tasse Maismehl und drei Esslöffel Olivenöl. Du zerkleinerst die Ananas im Mixer, füllst sie in Schüsselchen und gibst das Maismehl und das Olivenöl dazu. Dann verrührst du alles zu einem dickflüssigen Brei. Das Ananas-Peeling auf den feuchten Körper auftragen, einmassieren und abbrausen.

❀ ❀ ❀ Chillen im Schaum!
Ein Vollbad macht dich von innen schön, weil du hinterher entspannter wirkst. Mach eine Kerze und deine Lieblingsmusik an. Nach 20 Minuten im warmen Wasser fühlst du dich wie ein Fisch im Wasser. ❀ ❀ ❀

WEITERE SCHÖNMACHER GEFÄLLIG?

Wenn's draußen warm wird, sprießen im Beet nicht nur die Blumen, sondern leider oft auch Pickelchen auf der Haut. Schweiß, erhöhte Talgproduktion und Staub verstopfen die Poren, die sich so leichter entzünden können. Das beste Mittel dagegen sind Reinigungsmasken, die Heilerde enthalten und die hyperaktiven Talgdrüsen beruhigen.
Bei Stress in der Schule, im Job oder in der Liebe kann die Haut schon mal aus dem Takt geraten: Sie schuppt und spannt. Hier hilft eine Entspannungsmaske aus Honig und Quark.

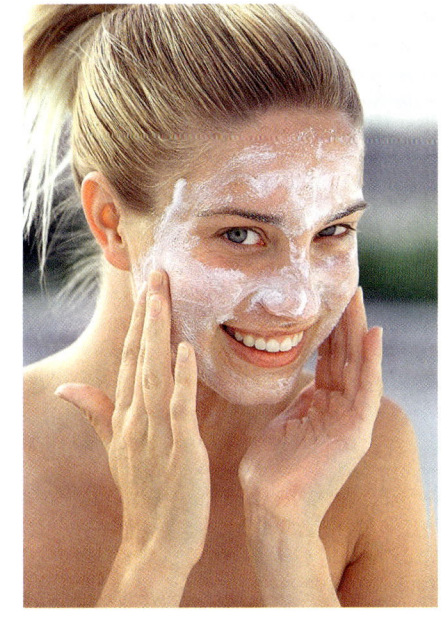

Du verrührst einen Esslöffel Quark mit einem einem Teelöffel Honig und trägst die Maske für zehn Minuten auf das gereinigte Gesicht.
Fahler Teint? Ganz schnell eine Erdbeer-Maske auftragen und hinterher schimmert die Haut wieder schön rosig. Dafür zwei reife Erdbeeren zerdrücken und mit vier Esslöffeln Quark vermengen. Den Fruchtmix auf das Gesicht auftragen und eine Viertelstunde einwirken lassen. Dabei die Augen- und Mundpartie aussparen. Mit lauwarmem Wasser abspülen.
Trockene Haut? Eine Gurkenmaske versorgt deine Haut mit dem richtigen Feuchtigkeitsschub. Eine Viertelgurke im Mixer zerkleinern, mit zwei Teelöffeln Honig mischen. Die Frischepackung für zehn Minuten auf der sauberen Haut verteilen und hinterher mit lauwarmem Wasser abwaschen.
Müde, geschwollene Augen? Je eine Gurkenscheibe für fünf Minuten auf die geschlossenen Augen legen.

Hände und Füsse zum Herzeigen!

Mit regelmäßiger Maniküre mindestens einmal pro Woche sind deine Hände immer ein Hingucker. Das geht so:

Zunächst die Fingerspitzen zwei bis drei Minuten in ein Schälchen mit warmer Seifenlauge (z. B. aus mildem Haarshampoo und warmem Wasser) tauchen, damit die Nagelhaut weich wird. Sie lässt sich dann mit einem Maniküstäbchen ganz einfach zurückschieben. Wichtig: Abgestorbene und rissige Hautpartikelchen nie abreißen, sondern mit einer Nagelhautzange vorsichtig abknipsen. Aber nicht zu viel, die Nagelhaut schützt das Nagelbett vor Bakterien!

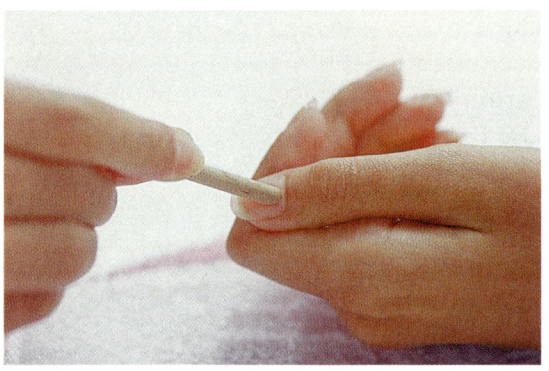

Nur wenn absolut nötig, die Nägel mit einer Nagelschere kürzen. Mit einer Sandplattfeile bekommen die Nägel auf sanfte Weise die richtige Form. Damit die Nägel nicht splittern, immer nur in eine Richtung feilen, und zwar vom Rand zur Mitte. Deine Fingernägel wachsen übrigens täglich um ca. 0,1 Millimeter und erneuern sich nach fünf Monaten komplett.

Klarlack lässt deine Nägel top gepflegt aussehen.

Wer auf Nagellack verzichten will, kann mit einem Nagelweißstift die Nagelspitzen betonen, das wirkt sehr gepflegt. Mit dem Stift nur die Unterseite der Nägel nachmalen. Letzten Schliff und glänzendes Aussehen erhalten deine Fingernägel mit dem Nagelpolierer.

Lust auf bunten Lack? Da verwendest du am besten einen Unterlack. Er sorgt dafür, dass der Nagellack länger hält und die Nagelplatte nicht verfärbt. Danach den Oberlack mit einem Strich in der Mitte auftragen, dann die Seiten lackieren. Lackpatzer lassen sich mit einem Nagellack-Korrekturstift problemlos ausradieren.

Nicht vergessen: Du tust deinen Händen etwas Gutes, wenn du sie nach dem Waschen eincremst.

Kurze Fingernägel solltest du mit hellem, pastellfarbenem Lack lackieren. Das lässt sie länger wirken.

Bei breiten Fingernägeln ist dunklerer Lack besser, den du ganz bis zu den Seiten aufträgst. Damit wirken die Nägel schmaler. Auch Gold-nuancen schmeicheln!

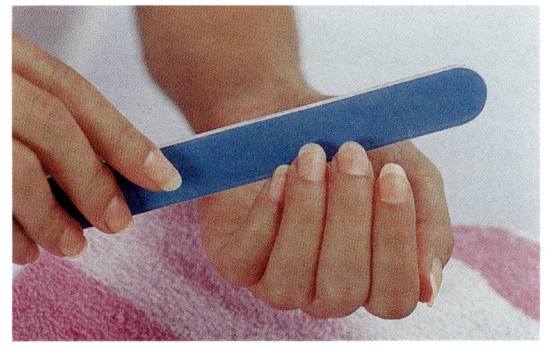

SWEET FEET!

Mit gepflegten Füßen und Zehennägeln sorgst du für einen guten Auftritt – vor allem im Sommer, wenn du sie in Flip-Flops oder offenen Schuhen zur Schau stellst. Regelmäßige Pediküre gehört darum ebenso zu deinem Pflegepflichtprogramm:

Die Fußnägel gerade und nicht zu kurz abschneiden. Dafür nimmst du am besten einen Nagelknipser oder eine nicht gebogene Nagelschere. Dann die Kanten glatt feilen und die Ecken leicht abrunden, damit der Nagel nicht einwachsen kann.

Die Nagelhaut mit einem Fußbad (siehe Maniküre) einweichen und mit einem Nagelhautstäbchen zurückschieben. Hinterher die Hornhaut mit einem Bimsstein oder einer Fußraspel wegrubbeln. Zum Schluss die Füße mit einer Bodycreme verwöhnen.

Mit Nagellack werden deine Füße erst recht zum Eyecatcher:

Für das **Lackieren der Fußnägel** einen Zehenspreizer oder eine zusammenge-rollte Papierserviette zwischen die Fußzehen klemmen. Das macht das Auf-tragen des Lackes leichter!

GUT ZU FUSS!

Du kannst deine Treter ruhig auch mal mit einer Fußmaske verwöhnen.

Dafür die Füße abends ganz dick mit einer reichhaltigen Creme oder mit Vaseline eincremen, Baumwollsöckchen drüberziehen und die Pflege über Nacht einwirken lassen. Und solltest du im Urlaub am Meer sein, dann lauf barfuß im Sand. Das peelt deine Fußsohlen und macht sie streichelzart.

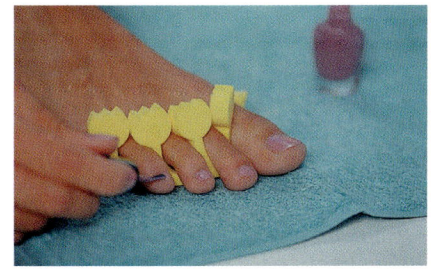

❀ ❀ ❀ Nägel mögen Biotine!
Die gibt es zum Beispiel in Haferflocken, Milch, grünem und gelbem Gemüse. Gut sind auch Biotin-Präparate oder Kieselerde-Kapseln, die du in der Apotheke bekommst. ❀ ❀ ❀

LECKERBISSEN FÜR HAARE: TRAUMMÄHNEN

Die meisten Mädchen legen viel Wert auf ihre Haare, aber Gel und Spray strapazieren die Haare auch. Mit der richtigen Ernährung hast du immer eine tolle Mähne.

Kein Volumen? Bereits beim Frühstück kannst du was für schlaffe Haare tun. Das Eisen in Haferflocken sorgt für festere Haare und gesundes Wachstum. Eisen steckt auch in Gemüse, rotem Fleisch und Fisch.

Feine Haare? Eigelb, Weizen, Nüsse und Obst stecken voller Biotine und die machen nicht nur die Nägel, sondern auch feine Haare stärker und elastischer.

Brüchiges Haar? Zink in Käse, Schalentieren und Nüssen kräftigt deine Haare von der Wurzel an.

Schlappe Mähne? Kieselerde, die vor allem in Getreide, Petersilie und Mineralwasser vorkommt, puscht schlappe Strähnen.

HAARKUREN ZUM SELBERMACHEN

Heiße Föhnluft, ständiges Bürsten und Umwelteinflüsse machen deinen Haaren Tag für Tag zu schaffen. Deshalb solltest du sie auch mit »Beauty-Snacks« von außen verwöhnen:

PETERSILIE SORGT FÜR GLANZ!

Einen Esslöffel getrocknete Petersilie in eine Schüssel geben und mit kochendem Wasser übergießen. 15 Minuten ziehen lassen, dann abseihen und abkühlen lassen. Vor der Haarwäsche in die Haare einmassieren und zehn Minuten wirken lassen. Das zaubert dir einen tollen Glanz ins dunkle Haar.

OLIVENÖL SCHMECKT TROCKENEM HAAR!

Etwa fünf Teelöffel kalt gepresstes Olivenöl (je nach Haarlänge) in den Haarlängen verteilen

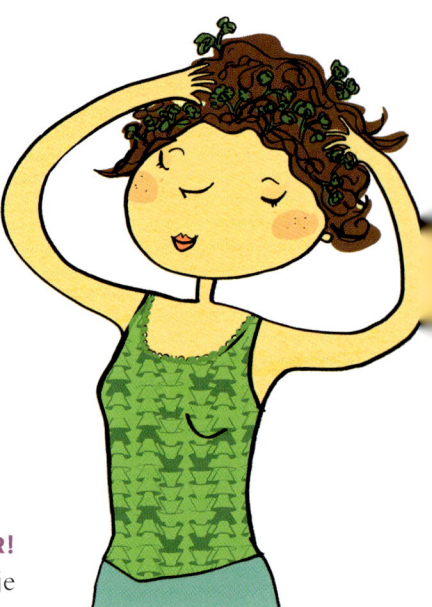

und 10 bis 15 Minuten unter einem Handtuch einwirken lassen. Danach die Haare shampoonieren. Olivenöl verleiht dem Haar Feuchtigkeit und macht es wieder weich und geschmeidig.

HONIG KITTET SPLISS

Du mischst einen Teelöffel Honig mit zwei Esslöffeln Olivenöl und einem Ei zu einer flüssigen Masse, die du dann Strähne für Strähne in die Haarlängen streichst. Etwa 15 Minuten einwirken lassen und dann mit warmem Wasser ausspülen. Anschließend das Haar mit einem milden Shampoo waschen.

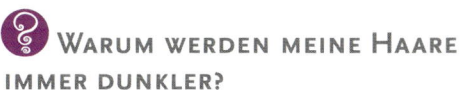 **WARUM WERDEN MEINE HAARE IMMER DUNKLER?**

»Bis vor einem Jahr war ich noch blond, jetzt sind meine Haare schon fast braun. Wie kommt das?«

Aus Blond wird Braun. Daran sind die Hormone schuld. In der Pubertät stellen sie einiges auf den Kopf. Sie verändern nicht nur deinen Körper, sie können auch deine Haarfarbe neu »anmischen«.

 EXTRA TIPP:

97 % der Jungen mögen natürlich gestylte Girls.

60 % der Boys stehen auf lange, glänzende Mädchenmähnen.

27 % der Jungs fahren auf gepflegte Mädchenhände ab.

0 % der Jungs mag abgemagerte Mädchen, bei denen man die Rippen noch aus zehn Metern Entfernung zählen kann.

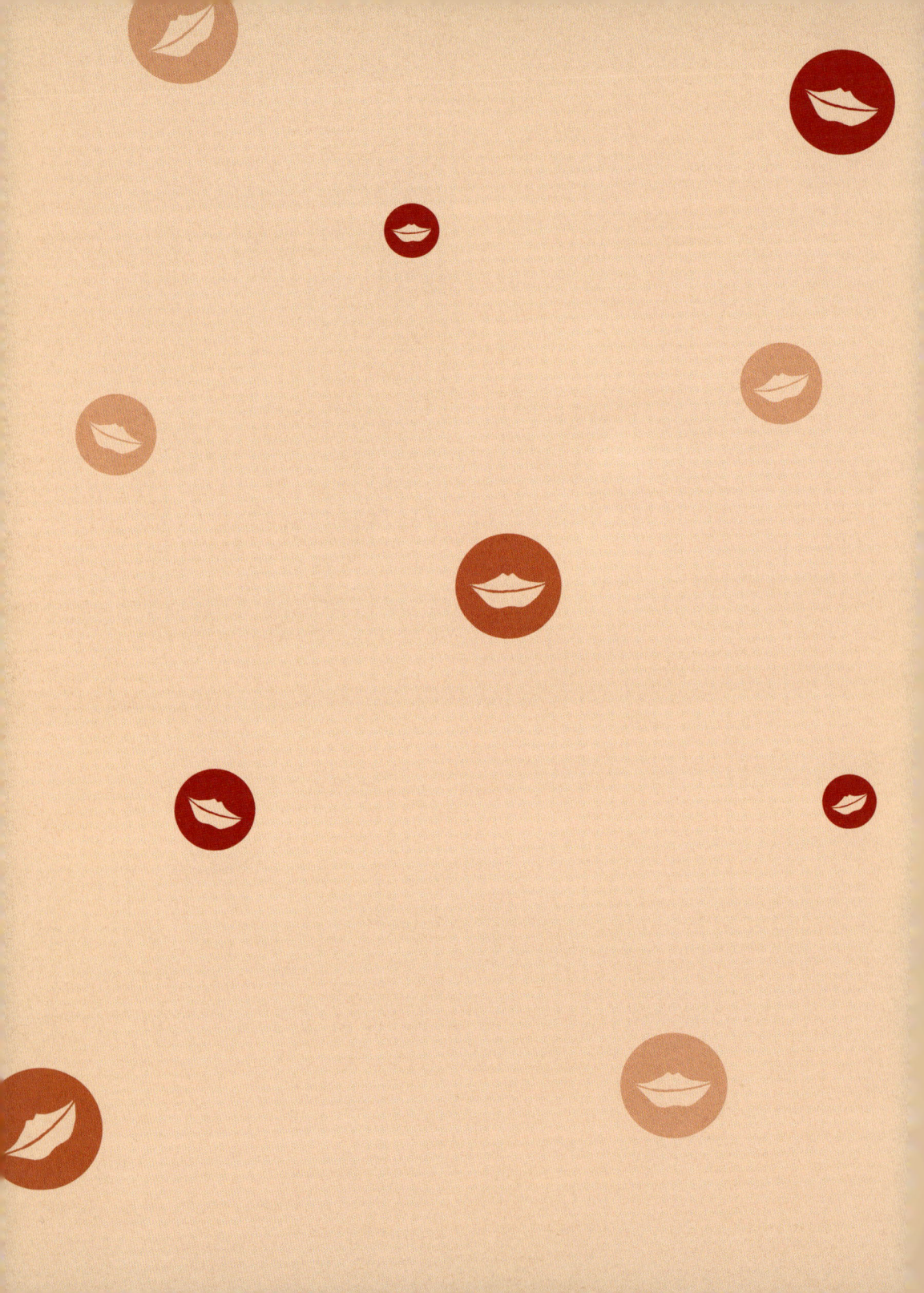

Kapitel 10

MAGER-MANIE

MAGER-MANIE

Kein richtiges Essen mehr und am Ende nur noch Kaffee, Kippen und ein Knäckebrot täglich: Immer mehr Mädchen stürzen sich in extreme Hunger-kuren, um die Figur eines Models oder Holly-wood-Stars zu bekommen. Dabei kann man aber ganz schnell die Kontrolle verlieren und in einen Teufelskreis geraten. Weil kaum ein Mädchen das glaubt, wollen wir am Ende des Buches ganz ausführ-lich darauf eingehen und berichten, welche schlimmen Fol-gen so ein Schlankheitswahn haben kann.

DIE FOLGEN DER MAGER-MANIE

WAAGEN-WAHNSINN!

Gehörst du auch zu den Mädchen, die sich mehrmals am Tag auf die Waage stellen? Die sich erst einmal wiegen müssen, um sagen zu können, ob es ih-nen gut oder schlecht geht, ob sie heute noch etwas essen dürfen oder nicht? Bestimmt dein Gewicht auch dein Leben? Schrecklich. Mach deinen Kopf frei für andere Dinge. Es gibt spannendere Themen als Kilos und Kalorien. Wenn du nur noch über Gewicht und Problemzonen nachdenkst, ver-gleichst du dich ständig mit anderen und setzt dich damit unter Druck. Welche Folgen eine solche Abnehm-Manie haben kann, sagen wir dir jetzt.

HUNGERN FÜR SCHÖNHEIT UND ERFOLG!

Models sind ja sooo schön dünn! Nein, erschreckend dünn sind sie. Sie haben Untergewicht. Das hat dazu geführt, dass in den letzten Jahren sogar schon Models gestorben sind, weil sie so mager waren. Schuld daran sind die Modeindustrie und die Medien, die uns glauben machen wollen, dass nur superschlanke Menschen schön und erfolgreich sind. Der Starfotograf

Oliviero Toscani startete zusammen mit dem magersüchtigen Model Isabelle Caso dazu eine Kampagne, die weltweit zu heftigen Debatten führte. Der Fotograf bildete Isabelle Caso auf einem Werbeplakat nackt ab. Die Kampagne ist zwar umstritten, hat aber bewirkt, dass sich nicht nur das Modemilieu, sondern auch Politiker und die Menschen auf der Straße mit der Essstörung beschäftigen. Es sind aber nicht nur die Models, die sich derart radikalen Hungerkuren unterwerfen.

GLITTER, GLAMOUR UND HERVORSTEHENDE BECKENKNOCHEN!

Auch die Leinwandschönheiten in Hollywood hat der Hungerwahn erreicht. Weil es angeblich sexy sein soll, werden immer mehr Filmstars magersüchtig. Ganz zu schweigen von den »It–Girls« – Mädchen, die »es« haben und die allein durch ihren Lebensstil oder durch ihr Aussehen in den Medien landen. Statt von den ausgemergelten Körpern ihrer Lieblings-Promis geschockt zu sein, stürzen sich ganz normale Mädchen in Hungerkuren, um die gleiche klapperdürre Figur eines ihrer Idole zu bekommen. Sie entwickeln eine wahre Gewichtshysterie und die wird bald zum Albtraum.

❀ ❀ ❀ Vorsicht vor Vorbildern!
Wusstest du, dass die Körper von Stars in Musikvideos und Filmen am Computer bearbeitet werden? Ungewünschte Rundungen oder Ansätze von Cellulite werden einfach wegretuschiert. Du siehst, auch Stars sind nicht perfekt! ❀ ❀ ❀

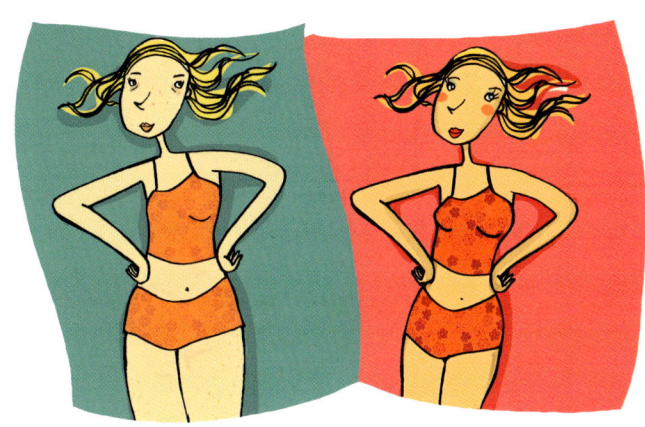

SUPERDÜNN = SUPERSCHÖN = SUPERBEGEHRT!

Wer sagt das eigentlich? Paradoxerweise die Mehrzahl aller Frauen! Stattliche 73 % empfinden Untergewicht als attraktiv, cool und souverän. Selbst Schaufensterpuppen mussten deshalb abnehmen. Ihre Oberschenkel messen heute zehn Zentimeter und ihre Hüften 13,5 Zentimeter weniger als noch vor ein paar Jahren. Verrückt, was? Es ist das Schönheitsideal, von dem wir gesprochen haben, geschürt von Modemachern, Modemagazinen und der Werbung. Weil aber von Natur aus dünne Mädchen sehr, sehr selten sind, geraten immer mehr Mädchen in die Diätfalle.

ANGST VOR DEM DICKSEIN!

Das Essen verliert seine Normalität. Diäten, Fasten, Aussparen von »verbotenen« Lebensmitteln, exzessiver Sport und sogar Abführmittel werden alltäglich. Schon nach einigen Wochen kann aus diesem Essverhalten eine ernsthafte Störung entstehen: Alles Denken kreist nur noch um das Thema Essen, immer mehr Speisen lösen Angst vor dem Dicksein aus und werden ganz gemieden, das eigene Selbstwertgefühl hängt mehr und mehr vom Körpergewicht und von der Figur ab.

Essstörungen sind nicht neu. Aber sie haben unter Mädchen in erschreckendem Maße zugenommen. Fast 30 % der 11- bis 17-jährigen Mädchen leiden daran. Sicherlich spielt das Idealbild, das heute über die Medien verbreitet wird, dabei eine große Rolle. Aber das allein ist es nicht. Es gibt verschiedene Gründe, warum Mädchen Essstörungen entwickeln. Zum Beispiel durch traumatische Erlebnisse wie den Verlust eines Elternteiles. Ein Auslöser kann auch eine Rebellion gegen körperliche Veränderungen während der Pubertät sein, also gegen das Erwachsenwerden. Oder Schwierigkeiten im Elternhaus, extremer Leistungsdruck, die Unfähigkeit, Konflikte auszutragen, zu wenig Freunde oder geringes Selbstvertrauen. Wissenschaftler stellten auch fest, dass Magersucht verstärkt in perfekt erscheinenden Familien auftritt. Viele Magersüchtige sind Einserschülerinnen, perfektionistisch, extrem ehrgeizig und intelligent. Sie stellen sehr große Erwartungen an sich selbst, haben aber gleichzeitig große Angst, sie nicht erfüllen zu können. Umso »glücklicher« macht es sie dann, wenn sie feststellen, dass sie wenigstens ihren Körper »kontrollieren« können. Erschreckend ist zudem, dass inzwischen auch Jungs zunehmend an Essstörungen leiden.

Anorexia nervosa und Bulimie

Das sind die zwei Hauptformen der Essstörungen. Als Anorexia nervosa (Magersucht) bezeichnet man das zwanghafte Hungern. Anorektiker haben panische Angst, zu dick zu sein. Sie glauben auch dann noch zu dick zu sein, wenn sie bereits lebensbedrohlich abgemagert sind.

Bulimie ist eine Ess-Brech-Sucht. Was Bulimiker von Magersüchtigen unterscheidet, ist: Sie essen und erbrechen das Gegessene wieder. Mädchen, die daran erkrankt sind, verschlingen anfallartig Berge von Essen. Alles, was in der Küche verfügbar ist, wird reingestopft. Anschließend wollen sie aber das Gegessene ganz schnell wieder loswerden und bringen sich nach solchen Fressanfällen selbst dazu, sich zu übergeben. Dabei greifen sie auch noch zu Pillen wie Abführmitteln oder Appetitzüglern.

❀ ❀ ❀ Kaum was gegessen. Geil? Von wegen. Hungern kann töten! ❀ ❀ ❀

MAGERSUCHT

Sie kann tödlich enden. Meist beginnt Magersucht oder die Anorexia nervosa mit einer exzessiven Diät. Magersüchtige haben durch extremes Hungern starkes Untergewicht, oft 25 % unter dem Normalgewicht. Sie essen wenig oder gar nichts, treiben übermäßig Sport, und selbst wenn ihnen der Spiegel einen unterernährten Körper zeigt, halten sie sich noch für zu dick.

Der nächste Schritt ist, dass man nicht nur extrem wenig isst, sondern sich die meisten Nahrungsmittel ganz verbietet. Magersüchtige meiden das Essen mit Freunden oder der Familie und erfinden immer neue Ausreden, um Mahlzeiten ausfallen zu lassen. Typisch für Magersüchtige ist auch, dass sie sich mit Lügen wie »Ich habe schon gegessen« um das Essen herummogeln.

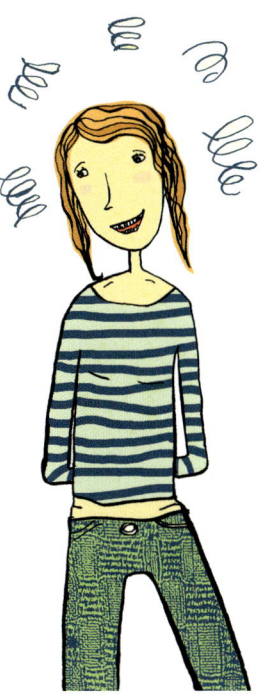

Daran erkennt man magersüchtige Mädchen!

Mädchen, die magersüchtig sind, haben glanzlose Haare und Haarausfall. Ihre Rippen und Gelenke zeichnen sich stark unter der Haut ab. Ihre Beine sind nur noch Haut und Knochen. Sie besitzen keinen Bauch, keine Taille und keinen Busen. Sie haben eine flaumartige Behaarung im Gesicht wie auf dem Rücken und blau verfärbte Hände. Magersüchtige neigen dazu, sich in sich zurückzuziehen, sind depressiv oder stark reizbar.

Bulimie

Diese Szene erleben jeden Tag über 1,5 Millionen deutsche Mädchen und Frauen: Der Magen krampft sich ruckartig zusammen. Es tut weh, aber alles muss raus. Mit lautem Plätschern ergießt sich ihr ganzer Mageninhalt in die Kloschlüssel. Es stinkt nach halb Verdautem und Magensäure. Egal – der Feind, das Essen, ist erst einmal besiegt.

So wie die Magersucht ist Bulimie eine Krankheit, bei der die Wahrnehmung des eigenen Körpers völlig gestört ist. Man fühlt sich zu dick, obwohl das Gegenteil der Fall ist. Trotzdem will man um jeden Preis noch mehr abnehmen. Heißhungeranfälle wechseln sich mit Hungerphasen ab. Bulimikerinnen stopfen sich mit Fast Food und Süßigkeiten voll und schaufeln Berge von Lebensmitteln (bis zu 20-mal mehr, als man normal pro Tag braucht) in sich hinein, um danach alles wieder zu erbrechen. Für die Betroffenen ist Bulimie der perfekte Weg, um ihre beiden größten Wünsche zu vereinbaren: viel essen und trotzdem nicht zunehmen.

❀ ❀ ❀ Vier Prozent aller Frauen leiden an Ess-Brech-Sucht. Ein Drittel aller zehnjährigen Mädchen hat bereits eine Diät gemacht! ❀ ❀ ❀

Verheerende Folgen!

Durch das Erbrechen gelangt Magensäure in den Mund. Sie greift den Zahnschmelz und das Zahnfleisch an. Es kommt zu Karies und Parodontose. Die Zähne verfaulen. Die Säure verursacht aber auch Risse in der Speiseröhre und erzeugt Magengeschwüre, was zu schlimmen Schmerzen beim Essen führt. Der Blutdruck sinkt, man bekommt Schwindelanfälle und Kreislaufstörungen.

Daran erkennt man Bulimikerinnen!

Sie leiden unter Haarausfall, trockener Haut und Muskelkrämpfen. Trotzdem sind Bulimikerinnen oft schwer zu erkennen. Auch deshalb, weil sie nach außen hin »normal« essen und nicht völlig abmagert sind, sondern oft einfach nur eine sehr schlanke Figur besitzen. Außerdem sind sie Meisterinnen der Tarnung. Und wer kann schon unter die Schminke sehen? Selbst für Nahestehende kommt deshalb der Tod von Bulimikerinnen oft völlig unerwartet.

HUNGERN BIS ZUM TOD!

Damit der Körper richtig funktionieren kann, braucht er Nährstoffe. Außerdem benötigt er ausreichend Flüssigkeit (wie wir ja schon beschrieben haben). Bekommt er das nicht, spielen die Organe verrückt. Das Magen-Darm-System arbeitet nicht mehr richtig. Der Herzschlag wird langsamer, die Körpertemperatur und der Blutdruck sinken ab. Sind die Organe wie Herz oder Nieren so sehr geschädigt, dass sie nicht mehr richtig arbeiten können, bricht der Kreislauf zusammen, der Körper versagt und der Mensch stirbt.

Wollen oder können sich Magersüchtige nicht mehr eigenständig ernähren, so werden sie zwangsernahrt, das bedeutet, eine Magensonde wird durch die Nase gelegt, um künstliche Nahrung zuzuführen, um sie zu retten.

VOLL DÜNN? WIE SCHÖN! VON WEGEN!

Zero Size!

Für so einen dünnen Körper findet man kaum noch Klamotten. Selbst die flippigste Designermode gibt es nicht in so kleinen Größen. Und von wegen Strandschönheit! Weil ihrem Körper jede Form von Weiblichkeit verloren gegangen ist, passt den Girls ja nicht mal mehr ihr Bikini richtig. Denn wer stark abnimmt, verliert nicht nur an den Oberschenkeln und Hüften Fett, sondern auch an Stellen, wo man es überhaupt nicht will. Obenherum wird man flach wie ein Brett oder bekommt einen

Schrumpelbusen!

Nicht selten wirkt der Busen von Magersüchtigen wie »Dörrobst« und hängt sogar richtig herunter. Die Girls versuchen das dann mit einem Push-up-BH zu kaschieren, in den sie noch zusätzlich Einlagen stopfen. Das Tragen eines sexy Ausschnittes können sie total vergessen.

Altes Aussehen!

Weil sie viel Körperfett verlieren, ist die Haut weniger elastisch und welkt wie ein Blatt im Herbst. Das Gleiche passiert mit Nägeln und Haaren. Sie werden spröde und stumpf. Mal ehrlich, wer will mit 16 aussehen wie 46? Niemand, oder?!

Müde und krank!

Mit den Fettreserven werden auch die Vitamine im Körper immer weniger. Sie sind nun mal wichtig für die Energie. Das führt dazu, dass man sich ständig schlapp und müde fühlt. Außerdem wird das Immunsystem immer schwächer. Der Körper kann sich nicht mehr gegen Krankheitserreger wehren. Die Folge: Man wird immer öfter und vor allem immer länger krank. Wie wichtig Ernährung für ein gut funktionierendes Immunsystem ist, konntest du ja schon lesen. Dem Körper fehlt die Kraft, um sich von der Krankheit zu erholen.

Knochen brechen!

Durch das Hungern nimmt man nicht nur weniger Vitamine zu sich, es fehlen auch Mineralstoffe wie Kalzium, die für die Stärkung der Knochen verantwortlich sind. Fehlen sie, werden die Knochen schwach, porös und brechen viel schneller. Sehr dünne Mädchen können unter Osteoporose leiden – eine Krankheit, die sonst eigentlich nur ältere Menschen haben.

Die Periode bleibt aus!

Extremer Gewichtsverlust führt auch dazu, dass die monatliche Regel ausbleibt. Das erscheint vielleicht praktisch, ist es aber nicht. Denn die Periode ist für den Körper wichtig und ist schließlich auch ein Zeichen dafür, dass man erwachsen wird. Fällt die Periode wegen des Gewichtsverlustes über eine längere Zeit aus, ist das ein ernst zu nehmendes Warnzeichen. Es kann zu Unfruchtbarkeit führen. Eventuell wird man später keine Kinder mehr bekommen können.

Totaler Verlust von Weiblichkeit!

Im Prinzip wird der Körper alt, ohne richtig aufgeblüht zu sein. Die Fruchtbarkeit nimmt ab, man bekommt brüchige Knochen, Muskeln werden abgebaut, die Organe schrumpfen, die Haut wird welk und trocken. Lässt sich das wieder rückgängig machen? Teilweise schon, aber es ist in jedem Fall sehr schwierig. Vor allem geht das nicht von heute auf morgen. Je länger ein Mädchen magersüchtig ist, desto schwieriger wird es für den Körper, sich zu regenerieren. Manchmal lässt sich der Rückstand nie mehr aufholen.

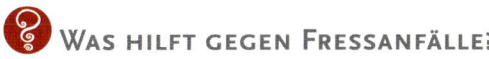 WAS HILFT GEGEN FRESSANFÄLLE?

»Obwohl ich glaube, dass ich meine Magersucht überwunden habe, leide ich nun unter Fressattacken. Aus Angst, wieder dicker zu werden, stecke ich mir den Finger in den Hals.«

Finger aus dem Hals! Willst du deine Magersucht durch eine Bulimie ersetzen? Es scheint, deine Essstörung lebt immer noch in deinem Kopf. Warum das so ist, versuchst du am besten mit therapeutischer Hilfe herauszufinden. Selbst herumdoktern hilft da nicht!

ERST GAR NICHT SO WEIT KOMMEN LASSEN!

Ein Gespräch zu Beginn der Krankheit ist oft schwierig, denn ein magersüchtiges Mädchen fühlt sich »erfolgreich«, weil ihre Figur von anderen erst einmal bewundert wird. Wichtig: die Betroffene nie bedrängen. Druck macht die Sache nur schwieriger. Lass deine Freundin, (Schul-)Kollegin, Schwester etc. vorsichtig wissen, was dir an ihr aufgefallen ist. Sag ihr gleichzeitig, dass du sie dennoch akzeptierst und sich nichts an eurer Freundschaft ändern wird. Dann kann sie zumindest mit dem Versteckspiel aufhören. Und das wäre ein großer Schritt in die richtige Richtung.

Bei Beratungsstellen, deren Adresse man meistens im Telefonbuch großer Städte findet, können sich Angehörige und Betroffene anonym beraten lassen. Hier bekommt man auch Adressen von Selbsthilfegruppen, wo Betroffene über ihre Probleme reden können.

Im Internet erhält man unter www.bulimie-online.de jede Menge Informationen und kann mit anderen Betroffenen chatten.

Man kann einen Hausarzt oder einen Psychologen aufsuchen, um eine passende Behandlungsmethode zu finden.

DER WEG RAUS!

Da Essstörungen meist soziale Ursachen haben, können sie am effektivsten psychologisch behandelt werden. Wichtig ist es, die speziellen Erscheinungsformen und Hintergründe der Erkrankung zu kennen, um zu verstehen, wie die Störung entstanden ist und wodurch sie aufrechterhalten wird. Mit erfahrenen und qualifizierten Spezialisten können heute auch schwere und lang andauernde Essstörungen mit sehr gutem Erfolg behandelt werden. Für jede Essstörung gibt es ganz spezielle Therapiekonzepte.

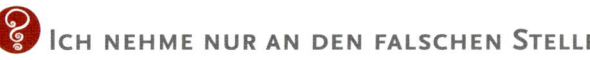

»Mein Po ist zu dick und passt null zu meiner sonstigen Figur. Leider hilft da auch keine Gymnastik!«

Dein Po passt nicht in dein Schema von deiner Traumfigur? Der Trick: Gib dir mal Pluspunkte für deine anderen Körperpartien oder Vorzüge wie deine Haare, deine weiche Haut, deine Beine, dein Dekolleté oder dein Gesicht. Du wirst sehen, dann sieht das Ganze plötzlich gar nicht mehr so schlimm aus.

MÖGEN BOYS NUR SCHLANKE GIRLS?

Kein Mädchen kann ernsthaft behaupten, sich nie vor dem Spiegel betrachtet und sich diese Frage gestellt zu haben. Dabei müssen Mädchen gar keine

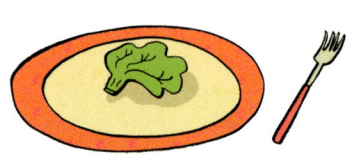

Modelmaße haben, um Jungs zu gefallen. Es gibt keinen Jungen, der auf abgemagerte Mädchen abfährt. Was bei ihnen zählt, ist ihre Art. Jungs lieben es, wenn ein Mädchen Humor besitzt, und am meisten imponiert es ihnen, wenn sie über sich selbst lachen

können und nicht alles so furchtbar ernst nehmen. Strahlst du Ausgeglichenheit, Zufriedenheit und Selbstbewusstsein aus, bist du für einen Jungen viel reizvoller.

NEUER BUSEN, NEUER PO!

Sie sind bildhübsch und erfolgreich. Sie haben genau das, wovon Millionen Girls träumen. Dennoch gehen Superstars überkritisch mit sich um. Über die Hälfte aller weiblichen US-Stars sollen bei ihrer Schönheit mit dem Skalpell nachgeholfen haben. Auch das scheint ansteckend zu wirken. Auf der Suche nach der perfekten Schönheit und Figur wollen sich immer mehr Mädchen unters Messer legen. Aber eine Schönheitsoperation ist alles andere als ein Spaziergang.

Ab wann sind Schönheitsoperationen sinnvoll?

Nur wenn Mängel vorliegen, die eine gesunde psychische Entwicklung gefährden können. Zum Beispiel abstehende Ohren, eine Höckernase oder eine Entstellung nach einem schweren Unfall.

Schönheit durch den Chirurgen

Wer sich in jungen Jahren unters Messer legt, um einen größeren Busen, einen flacheren Bauch oder schlankere Schenkel zu bekommen, der kann leicht in einen Teufelskreis geraten. Nicht nur, dass durch Komplikationen bei einer solchen Operation erhebliche Gesundheitsschäden entstehen können, eine OP in Sachen Schönheit kann wie die Mager-Manie zur Sucht werden, weil man seinem Idealbild immer mehr entsprechen will. Erst durch einen optimalen Busen, dann durch den perfekten Po, eine schmalere Taille usw. usw. Ein abschreckendes Beispiel ist hierfür Michael Jackson. Der früher einmal hübsche Sänger hat sich immer wieder operieren lassen, bis sein Gesicht zuletzt zur Horrormaske wurde. Neben einem hässlichen Endergebnis wie wulstigen Narben, Beulen im Gewebe oder verhärteten Brustimplantaten, die Folge einer missglückten OP sein können, kann das Selbstbewusstsein einen gewaltigen Schlag bekommen, von dem es sich nur schwer erholt. Du kannst dir also denken, dass wir von Schönheitsoperationen, die ausschließlich aus »modischen« Gründen vorgenommen werden, nichts halten. Und wenn du dieses Buch aufmerksam durchgelesen hast, konntest du auch feststellen, dass gutes Aussehen niemals ausschlaggebend ist für eine tolle Ausstrahlung.

Perfekter Body ist nicht alles!

Wir bleiben dabei: Keine Modelfigur zu besitzen, ist kein Grund, sich klapperdürr zu hungern oder eine Schönheits–OP machen zu lassen. Die Chance, durch perfektes Aussehen bei Jungs besser landen zu können, ist eher gering. Und neue Freunde oder einen guten Job findest du nicht, weil du dünn bist. Nur attraktiv ist langweilig. Was auf Dauer zählt, ist eine positive Lebenseinstellung, eine gepflegte Haut, strahlende Augen und eine Figur, die zu deiner Persönlichkeit passt.

Test: Fühlst du dich wohl in deinem Body?

Hast du ein gutes Verhältnis zu deinem Körper oder bist du ständig nur auf dem Selbstnörgel-Trip? Mach den Test, dann weißt du mehr:

1. Stell dir vor, dein Körper wäre eine dir nahestehende Person, dann wäre er:

a) Mein ärgster Feind.	5 Punkte
b) Ein guter Kumpel.	15 Punkte
c) Ein guter Freund mit ein paar Macken.	10 Punkte

2. Was denkst du, wenn du dich im Spiegel siehst?

a) Oh Gott, wie sehe ich wieder aus?	5 Punkte
b) Passt alles so weit.	15 Punkte
c) Ach, du schon wieder.	10 Punkte

3. Wie findest du das Wort Bikinifigur?

a) Genauso überflüssig wie das Wort Diät.	15 Punkte
b) Bikinifigur? Die hatte ich noch nie und werde sie auch nie haben.	5 Punkte
c) Es stresst mich.	10 Punkte

4. Stell dir vor, dein Freund sieht dich splitternackt. Was denkst du dir?

a) Wo ist der Lichtschalter?	5 Punkte
b) Jetzt will ich dich auch nackt sehen.	15 Punkte
c) Hoffentlich findet er mich schön.	10 Punkte

5. Würdest du eine Schönheits-OP machen lassen?

a) Klar, das macht doch heute jeder.	5 Punkte
b) Vielleicht, wenn ich alt bin.	15 Punkte
c) Darüber muss ich erst mal nachdenken.	10 Punkte

Ergebnis:

25 bis 45 Punkte

Du fühlst dich gar nicht wohl in deinem Körper. Hör auf, deinen Body als Problem zu betrachten und mit einer Diät zu liebäugeln. Stell lieber deine Ernährung um. Dann wird sich dein Bild von deinem Body bald ändern.

50 bis 70 Punkte

Ganz zufrieden bist du mit deinem Body nicht und findest immer etwas an ihm zu meckern. Konzentriere dich auf seine Stärken. Lies dazu noch mal das Kapitel 8 mit den Tipps fürs besseres Selbstbewusstsein durch.

Ab 70 Punkte

Dein Körper ist für dich weder besonders »wow« noch besonders »igitt«, sondern ganz normal. Eigentlich auch okay, wie er ist. Prima.

DEIN ERFOLGSTAGEBUCH

Am Schluss dieses Buches möchten wir dir noch einen ganz besonders wertvollen Tipp geben. Er stärkt dein Selbstbewusstsein und hilft dir darum, dein neues Ernährungs-Lernprogramm so lange durchzuhalten, bis es zur Routine geworden ist. Das heißt, dass 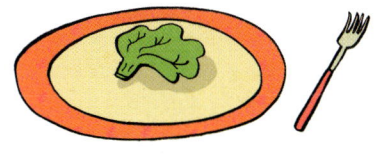 es so selbstverständlich und automatisch zu deinem Leben gehört wie tägliches Zähneputzen.

Kauf dir ein schönes Notizbüchlein mit leeren Seiten und trage jeden Tag die Dinge ein, die dir gelungen sind. Sei es, dass es ein Punkt deiner neuen Ernährung ist, regelmäßiges Sporttraining oder andere dir wichtig erscheinende Dinge sind – einfach alles, was du dir vorgenommen und in die Tat umgesetzt hast. Weil du auf jede dieser kleinen »Heldentaten« stolz sein kannst, schreibst du sie am Abend nieder. Es müssen keine Aufsätze werden, das Datum und einige Stichpunkte reichen schon.

Bald wirst du spüren, dass dich dieses tägliche Ritual zu einem erfolgreicheren und deshalb glücklicheren Menschen macht, denn du wirst dir deiner Stärken jetzt »schwarz auf weiß« bewusst.

Kann man sich nicht einfach nur merken, was man geleistet hat? Nein. Unser Gehirn hat die Eigenschaft, sich alles, was in unserem Leben schiefgelaufen ist, viel stärker einzuprägen. Das hat damit zu tun, dass es für unsere Vorfahren überlebenswichtig war, einen Fehler nicht ein weiteres Mal zu begehen. Das Leben in der Vorzeit war sehr gefährlich und die Menschen hatten weniger Dinge zur Verfügung, um sich zu schützen. Das Gehirn sorgte also dafür, dass alles Negative ganz fest im Gedächtnis blieb. Die Botschaft hieß: Mach keinen Fehler zweimal!

Diesen Mechanismus besitzt unser Gehirn noch heute: Negatives bleibt präsent, Positives wird allzu schnell vergessen. Um dich daran zu erinnern, dass dir Dinge sehr wohl gelingen, musst du sie aufschreiben. Jetzt kannst du, so oft du willst, nachlesen, wie gut du eigentlich bist. Besonders dann, wenn du mal an dir zweifelst. Das macht dich stark – auch für dein Ziel, die Figur zu bekommen, die du dir wünschst!

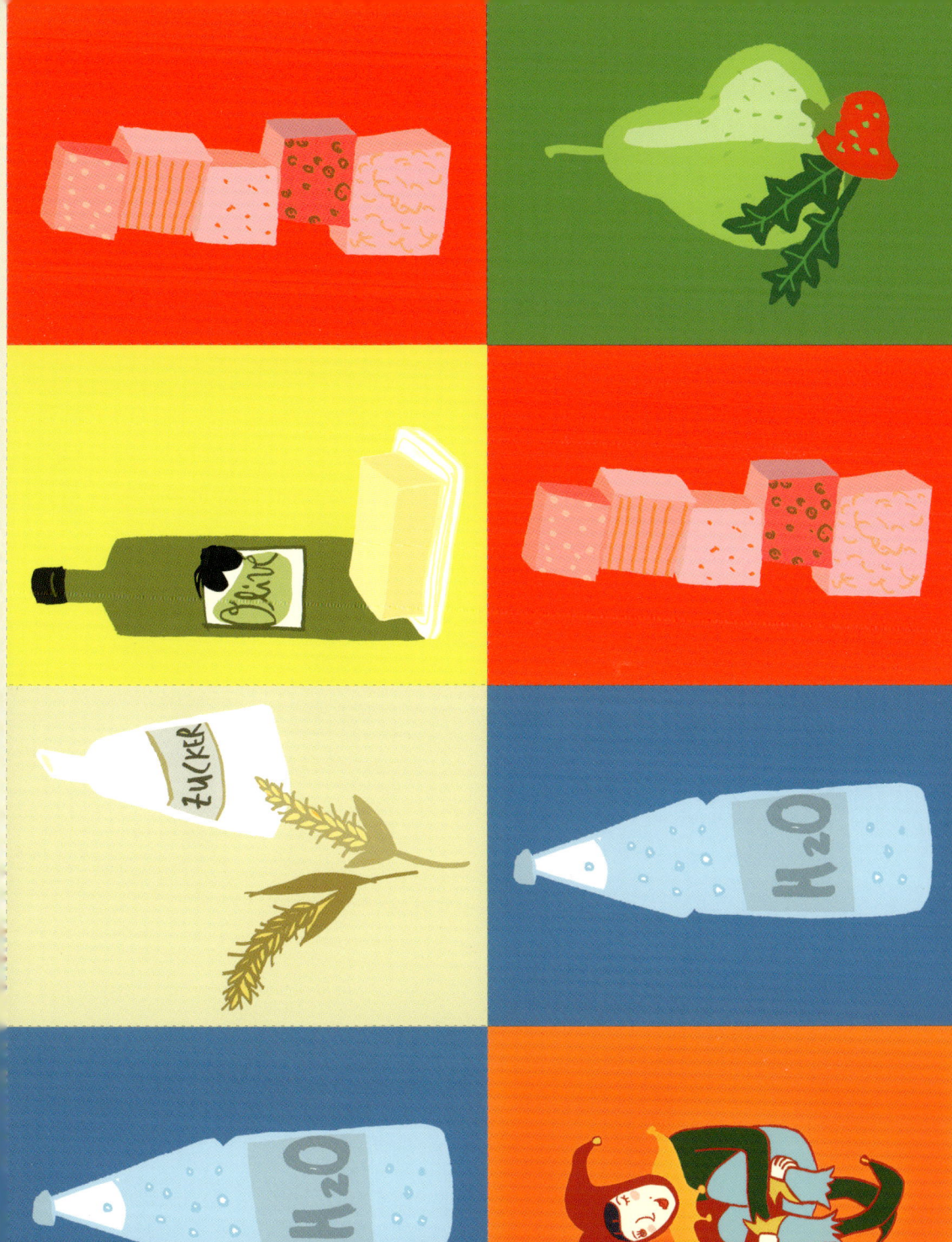

Milch, Buttermilch, Quark, Joghurt, Kefir, Molke, Frischkäse, Hüttenkäse, Schafskäse, Hartkäse, Mozzarella, Camembert

Soja, Tofu

Fleisch (Rind, Schwein, Kalb, Lamm, Wild, Pute, Huhn), Schinken (roh, gekocht)

Salz- und Süßwasserfisch, Meerestiere, Muscheln

Aubergine, Gurke, Bohne (grün), Lauch, Fenchel, Spinat, Tomate, Brokkoli, Kohl, Kohlrabi, Zwiebel, Karotte, Spargel, Paprika, Zucchini

Grüner Salat, Rucola, Chicorée, Eisbergsalat, Feldsalat, Radicchio

Apfel, Birne, Pflaume, Erdbeeren, Himbeeren, Johannisbeeren, Heidelbeeren, Pfirsich, Orange, Mandarine, Melone, Aprikose, Kiwi, Nektarine, Grapefruit

Butter, Margarine, Sahne, Pflanzenfett, Schmalz, Mayonnaise

Olivenöl, Kürbiskern-, Walnuss-, Distel-, Sonnenblumenöl, Avocado, Nüsse, Kerne

Fetter Käse (ab 60% i.d.Tr.), Salami, Leberwurst, Teewurst, Bratwurst

Milch, Buttermilch, Quark, Joghurt, Kefir, Molke, Frischkäse, Hüttenkäse, Schafskäse, Hartkäse, Mozzarella, Camembert

Soja, Tofu

Fleisch (Rind, Schwein, Kalb, Lamm, Wild, Pute, Huhn), Schinken (roh, gekocht)

Salz- und Süßwasserfisch, Meerestiere, Muscheln

Brot (alle Sorten), Brötchen, Brezeln

Nudeln, Reis (alle Sorten)

Linsen, Mais, Kartoffeln, Bohnen (weiß, rot), Banane

Cornflakes, Zerealien, Kuchen, Kekse, Schokolade, Limonade, Saft, Cola, Alkohol

Wasser

Kräutertee, Früchtetee

Wasser

Kräutertee, Früchtetee

Jeweils ein Teelöffel:
Öl, Senf, Ketchup, Instant-Brühe

Marmelade, Honig, Zucker, Kakao, Sirup

Soßenbinder, Mehl, Stärkemehl

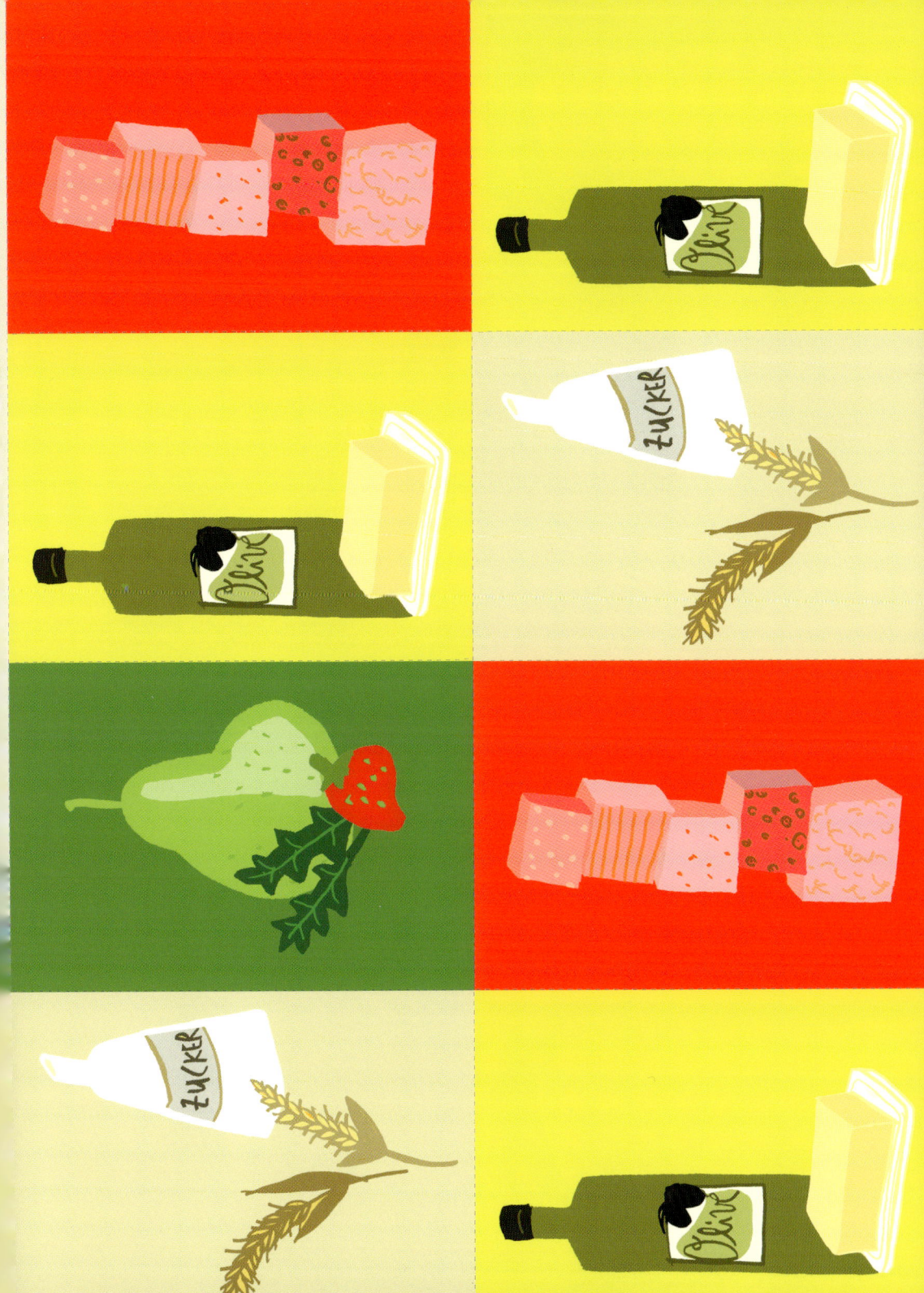

Milch, Buttermilch, Quark, Joghurt, Kefir, Molke, Frischkäse, Hüttenkäse, Schafskäse, Hartkäse, Mozzarella, Camembert

Soja, Tofu

Fleisch (Rind, Schwein, Kalb, Lamm, Wild, Pute, Huhn), Schinken (roh, gekocht)

Salz- und Süßwasserfisch, Meerestiere, Muscheln

Butter, Margarine, Sahne, Pflanzenfett, Schmalz, Mayonnaise

Olivenöl, Kürbiskern-, Walnuss-, Distel-, Sonnenblumenöl, Avocado, Nüsse, Kerne

Fetter Käse (ab 60% i.d.Tr.), Salami, Leberwurst, Teewurst, Bratwurst

---

Butter, Margarine, Sahne, Pflanzenfett, Schmalz, Mayonnaise

Olivenöl, Kürbiskern-, Walnuss-, Distel-, Sonnenblumenöl, Avocado, Nüsse, Kerne

Fetter Käse (ab 60% i.d.Tr.), Salami, Leberwurst, Teewurst, Bratwurst

---

Nudeln, Reis (alle Sorten)

Brot (alle Sorten), Brötchen, Brezeln

Linsen, Mais, Kartoffeln, Bohnen (weiß, rot), Banane

Cornflakes, Zerealien, Kuchen, Kekse, Schokolade, Limonade, Saft, Cola, Alkohol

---

Aubergine, Gurke, Bohne (grün), Lauch, Fenchel, Spinat, Tomate, Zwiebel, Karotte, Spargel, Brokkoli, Kohl, Kohlrabi, Paprika, Zucchini

Grüner Salat, Rucola, Chicorée, Eisbergsalat, Feldsalat, Radicchio

Apfel, Birne, Pflaume, Erdbeeren, Himbeeren, Johannisbeeren, Heidelbeeren, Pfirsich, Orange, Mandarine, Melone, Aprikose, Kiwi, Nektarine, Grapefruit

---

Milch, Buttermilch, Quark, Joghurt, Kefir, Molke, Frischkäse, Hüttenkäse, Schafskäse, Hartkäse, Mozzarella, Camembert

Soja, Tofu

Fleisch (Rind, Schwein, Kalb, Lamm, Wild, Pute, Huhn), Schinken (roh, gekocht)

Salz- und Süßwasserfisch, Meerestiere, Muscheln

Nudeln, Reis (alle Sorten)

Brot (alle Sorten), Brötchen, Brezeln

Linsen, Mais, Kartoffeln, Bohnen (weiß, rot), Banane

Cornflakes, Zerealien, Kuchen, Kekse, Schokolade, Limonade, Saft, Cola, Alkohol

---

Butter, Margarine, Sahne, Pflanzenfett, Schmalz, Mayonnaise

Olivenöl, Kürbiskern-, Walnuss-, Distel-, Sonnenblumenöl, Avocado, Nüsse, Kerne

Fetter Käse (ab 60% i.d.Tr.), Salami, Leberwurst, Teewurst, Bratwurst

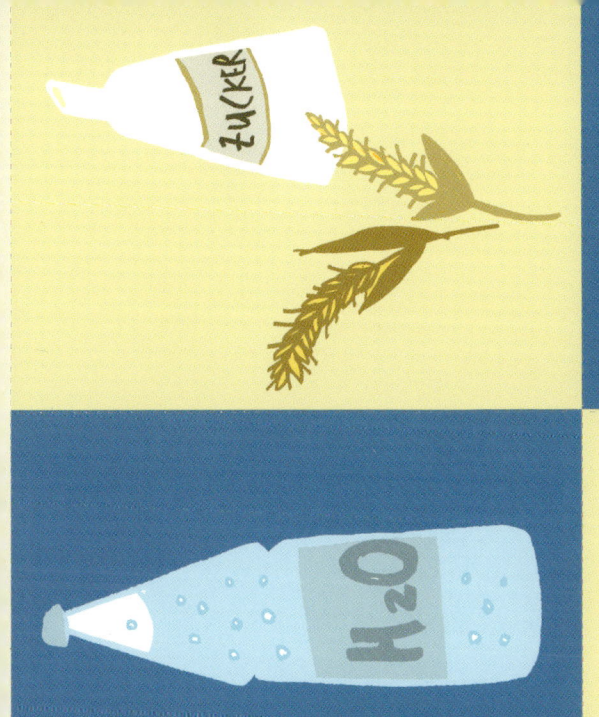
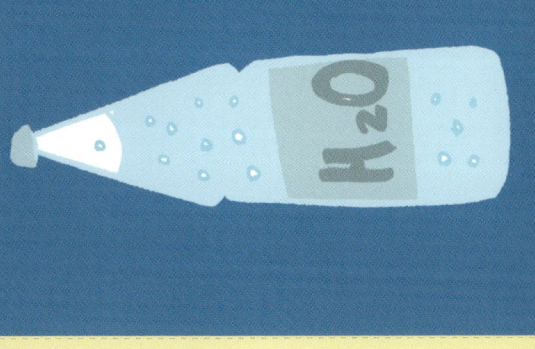
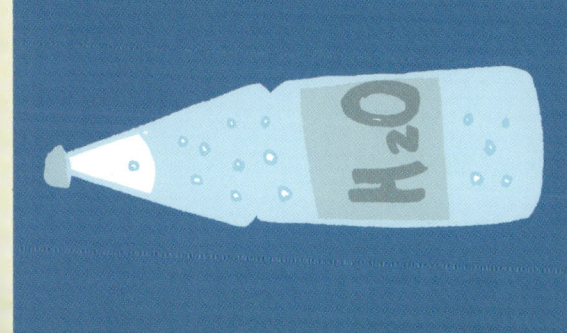
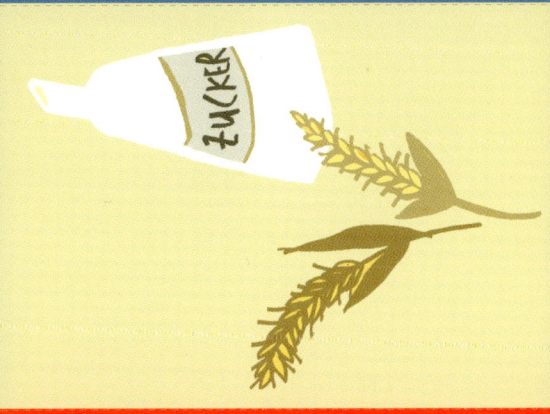
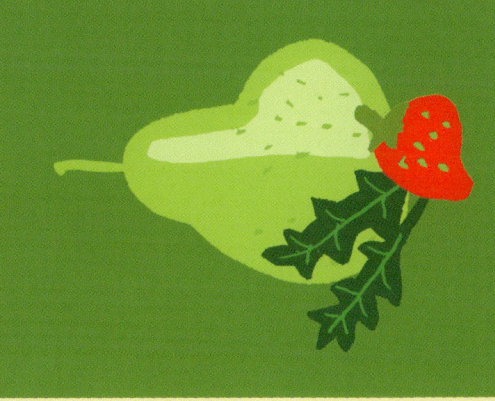
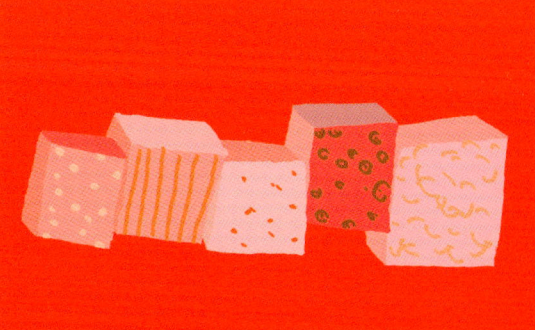
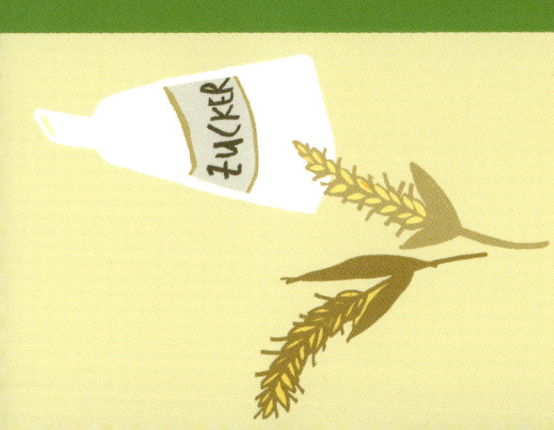
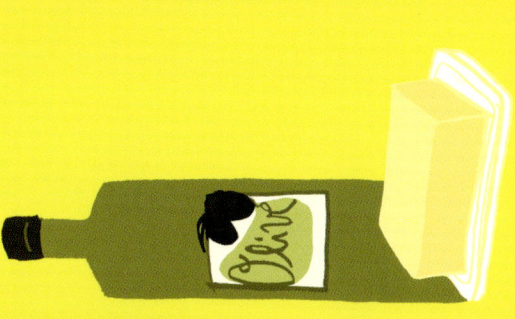

Brot (alle Sorten), Brötchen, Brezeln

Nudeln, Reis (alle Sorten)

Linsen, Mais, Kartoffeln, Bohnen (weiß, rot), Banane

Cornflakes, Zerealien, Kuchen, Kekse, Schokolade, Limonade, Saft, Cola, Alkohol

Wasser

Kräutertee, Früchtetee

Brot (alle Sorten), Brötchen, Brezeln

Nudeln, Reis (alle Sorten)

Linsen, Mais, Kartoffeln, Bohnen (weiß, rot), Banane

Cornflakes, Zerealien, Kuchen, Kekse, Schokolade, Limonade, Saft, Cola, Alkohol

Wasser

Kräutertee, Früchtetee

Aubergine, Gurke, Bohne (grün), Lauch, Fenchel, Spinat, Tomate, Brokkoli, Kohl, Kohlrabi, Zwiebel, Karotte, Spargel, Paprika, Zucchini

Grüner Salat, Rucola, Chicorée, Eisbergsalat, Feldsalat, Radicchio

Apfel, Birne, Pflaume, Erdbeeren, Himbeeren, Johannisbeeren, Heidelbeeren, Pfirsich, Orange, Mandarine, Melone, Aprikose, Kiwi, Nektarine, Grapefruit

---

Milch, Buttermilch, Quark, Joghurt, Kefir, Molke, Frischkäse, Hüttenkäse, Schafskäse, Hartkäse, Mozzarella, Camembert

Soja, Tofu

Fleisch (Rind, Schwein, Kalb, Lamm, Wild, Pute, Huhn), Schinken (roh, gekocht)

Salz- und Süßwasserfisch, Meerestiere, Muscheln

Brot (alle Sorten), Brötchen, Brezeln

Nudeln, Reis (alle Sorten)

Linsen, Mais, Kartoffeln, Bohnen (weiß, rot), Banane

Cornflakes, Zerealien, Kuchen, Kekse, Schokolade, Limonade, Saft, Cola, Alkohol

---

Butter, Margarine, Sahne, Pflanzenfett, Schmalz, Mayonnaise

Olivenöl, Kürbiskern-, Walnuss-, Distel-, Sonnenblumenöl, Avocado, Nüsse, Kerne

Fetter Käse (ab 60% i.d.Tr.), Salami, Leberwurst, Teewurst, Bratwurst

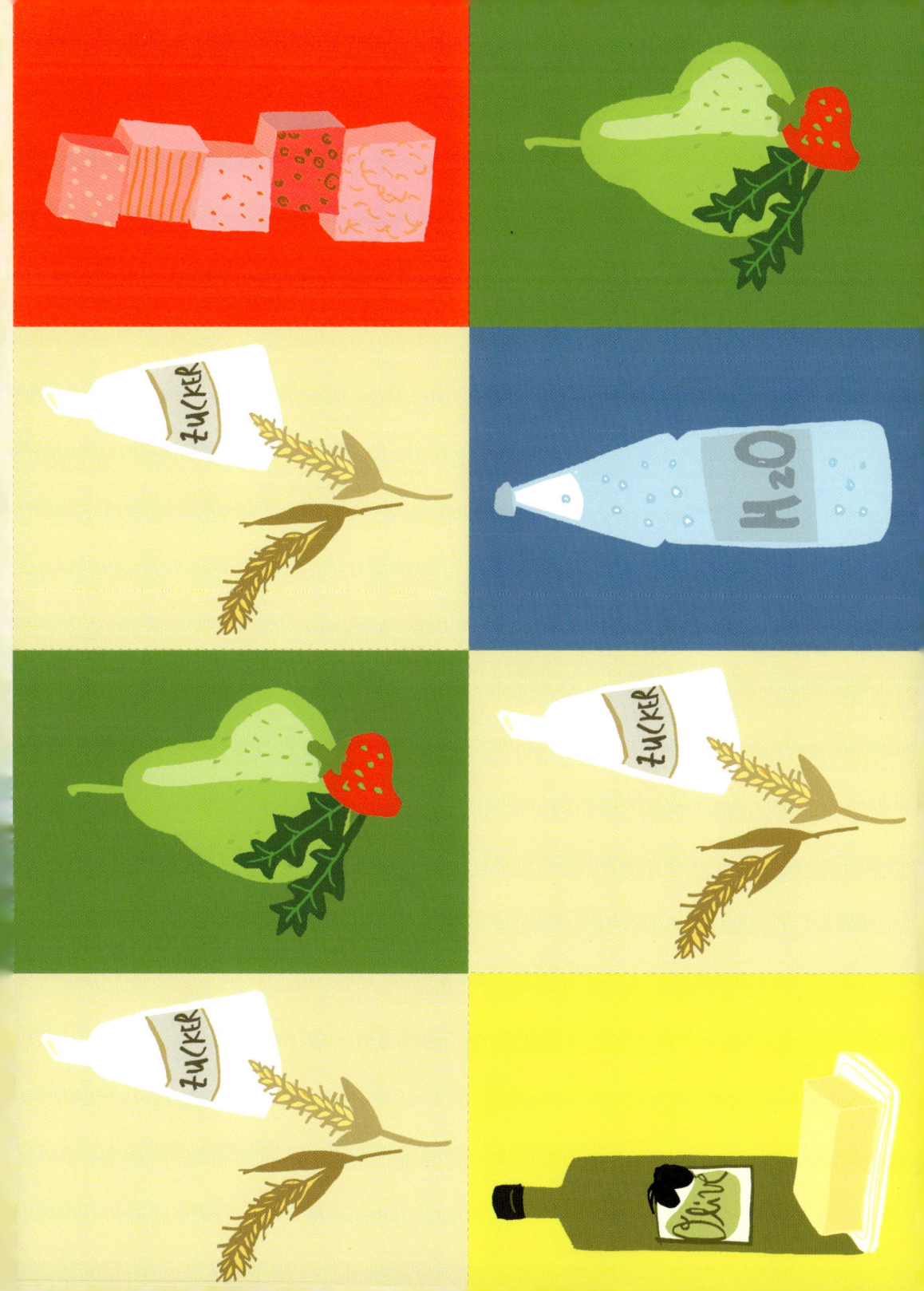

Milch, Buttermilch, Quark, Joghurt, Kefir, Molke, Frischkäse, Hüttenkäse, Schafskäse, Hartkäse, Mozzarella, Camembert

Soja, Tofu

Fleisch (Rind, Schwein, Kalb, Lamm, Wild, Pute, Huhn), Schinken (roh, gekocht)

Salz- und Süßwasserfisch, Meerestiere, Muscheln

Aubergine, Gurke, Bohne (grün), Lauch, Fenchel, Spinat, Tomate, Brokkoli, Kohl, Kohlrabi, Zwiebel, Karotte, Spargel, Paprika, Zucchini

Grüner Salat, Rucola, Chicorée, Eisbergsalat, Feldsalat, Radicchio

Apfel, Birne, Pflaume, Erdbeeren, Himbeeren, Johannisbeeren, Heidelbeeren, Pfirsich, Orange, Mandarine, Melone, Aprikose, Kiwi, Nektarine, Grapefruit

---

Brot (alle Sorten), Brötchen, Brezeln

Nudeln, Reis (alle Sorten)

Linsen, Mais, Kartoffeln, Bohnen (weiß, rot), Banane

Cornflakes, Zerealien, Kuchen, Kekse, Schokolade, Limonade, Saft, Cola, Alkohol

Wasser

Kräutertee, Früchtetee

Aubergine, Gurke, Bohne (grün), Lauch, Fenchel, Spinat, Tomate, Brokkoli, Kohl, Kohlrabi, Zwiebel, Karotte, Spargel, Paprika, Zucchini

Grüner Salat, Rucola, Chicorée, Eisbergsalat, Feldsalat, Radicchio

Apfel, Birne, Pflaume, Erdbeeren, Himbeeren, Johannisbeeren, Heidelbeeren, Pfirsich, Orange, Mandarine, Melone, Aprikose, Kiwi, Nektarine, Grapefruit

Brot (alle Sorten), Brötchen, Brezeln

Nudeln, Reis (alle Sorten)

Linsen, Mais, Kartoffeln, Bohnen (weiß, rot), Banane

Cornflakes, Zerealien, Kuchen, Kekse, Schokolade, Limonade, Saft, Cola, Alkohol

---

Butter, Margarine, Sahne, Pflanzenfett, Schmalz, Mayonnaise

Olivenöl, Kürbiskern-, Walnuss-, Distel-, Sonnenblumenöl, Avocado, Nüsse, Kerne

Fetter Käse (ab 60% i.d.Tr.), Salami, Leberwurst, Teewurst, Bratwurst

Brot (alle Sorten), Brötchen, Brezeln

Nudeln, Reis (alle Sorten)

Linsen, Mais, Kartoffeln, Bohnen (weiß, rot), Banane

Cornflakes, Zerealien, Kuchen, Kekse, Schokolade, Limonade, Saft, Cola, Alkohol